reinhardt

Petra Lang • Klaus Sarimski

Das Fragile-X-Syndrom

Ein Ratgeber für Eltern

Ernst Reinhardt Verlag München

Petra Lang, EDV-Fachfrau, hat einen Sohn, der vom Fragilen-X-Syndrom betroffen ist, und eine Tochter.

Prof. i.R. *Dr. Klaus Sarimski*, Diplom-Psychologe, war bis 2021 Professor für sonderpädagogische Frühförderung und Elementarpädagogik an der Pädagogischen Hochschule Heidelberg.

Im Ernst Reinhardt Verlag ebenfalls erschienen:
Sarimski, K.: Handbuch interdisziplinäre Frühförderung (2. Aufl. 2022; ISBN 978-3-497-03157-3)
Sarimski, K.: Kinder mit Verhaltensauffälligkeiten in der Kita. Praxis-Know-how für Fachkräfte (2. Aufl. 2021; ISBN 978-3-497-03081-1)
Sarimski, K., Hintermair, M., Lang, M.: Familienorientierte Frühförderung von Kindern mit Behinderung (2. Aufl. 2021; ISBN 978-3-497-03067-5)
Sarimski, K.: Soziale Teilhabe von Kindern mit komplexer Behinderung in der Kita (2016; ISBN 978-3-497-02588-6)

Bibliografische Information der Deutschen Nationalbibliothek
Die Deutsche Nationalbibliothek verzeichnet diese Publikation in der Deutschen Nationalbibliografie; detaillierte bibliografische Daten sind im Internet über <http://dnb.d-nb.de> abrufbar.
ISBN 978-3-497-03243-3 (Print)
ISBN 978-3-497-61823-1 (PDF-E-Book)
ISBN 978-3-497-61824-8 (EPUB)

Printed in EU
Cover unter Verwendung eines Fotos von iStock.com/RPMGsas
(Agenturfoto. Mit Models gestellt)
Satz: Bernd Burkart; www.form-und-produktion.de

Ernst Reinhardt Verlag, Kemnatenstr. 46, D-80639 München
Net: www.reinhardt-verlag.de Mail: info@reinhardt-verlag.de

Inhalt

Vorwort zur zweiten Auflage

Der Tag X; nun ist es offiziell – und das Leben ist nicht mehr dasselbe, das es vorher war. Eine Mutter beschreibt ihre Erfahrung – den langen Weg bis zur Diagnose ihres Sohnes und den Alltag mit ihm. Kritisch mit den Ärzten, Psychologen und Pädagogen, die ihr lange Zeit nicht zu sagen vermochten, was die Ursache der Entwicklungsauffälligkeiten ihres Sohnes ist. Ohne zu beschönigen, was Verhaltensmerkmale wie „Hyperaktivität und Impulsivität", „taktile Überempfindlichkeit", „soziale Scheu vor fremden Anforderungen", „ausgeprägtes Bedürfnis nach Ritualen" für den gemeinsamen Alltag bedeuten, wenn sie eben nicht nur „Kinderkram" sind, sondern dauerhafte Verhaltenseigenarten bei Kindern, bei denen ein Fragiles-X-Syndrom vorliegt. Und ohne zu verbergen, wie groß die Zweifel an der eigenen Kompetenz als Mutter vor der Diagnosestellung und die Trauer und Angst vor der Zukunft nach der Mitteilung einer dauerhaften geistigen Behinderung mit dem Namen „Fragiles-X-Syndrom" waren.

Ein Einzelfall? Beileibe nicht. Das Fragile-X-Syndrom ist die zweithäufigste Form einer ererbten Behinderung der Lern- und Auffassungsfähigkeiten. Statistiken zeigen, dass mindestens jeder 4000. Junge von dieser Form der Behinderung betroffen ist. Bei vielen Kindern wird die Behinderung – anders als bei anderen genetischen Syndromen – erst spät erkannt. Das liegt u. a. daran, dass die Auffälligkeiten in der frühen Entwicklung eben oft „nur" das Verhalten des Kindes betreffen – und doch die Beziehung zwischen den Eltern und ihrem Kind sehr belasten. Aber die Kinder lernen eben doch später (als andere) laufen, lernen viel später (als andere) sprechen – und man sieht ihnen ihre Behinderung nicht auf den ersten Blick an. Das macht es nicht unbedingt einfacher, wenn sich ein Kind auf dem Spielplatz, im Kindergarten oder beim Arzt so anders, so unberechenbar verhält. Allzu oft gelten die Kinder schlicht als ungezogen – und die Eltern als unfähig, ihre Kinder zu erziehen.

In einer solchen Situation kann die Mitteilung einer genetischen Veränderung, die mit einer kognitiven Behinderung und einer Disposition zu impulsivem Verhalten, sozialer Scheu und Reizverarbeitungsproblemen einhergeht, eine Entlastung bedeuten – von den Zweifeln an sich selbst. Diese Mitteilung kommt aber für viele Eltern viel später als es möglich wäre. Denn häufig vergeht viel Zeit, bis die Symptome von einem Kinderarzt ernstgenommen, die Eltern zu einer humangenetischen Untersuchung des Kindes überwiesen werden und ein spezieller Bluttest durchgeführt wird, der die Diagnose eines Fragilen-X-Syndroms bestätigt.

Dieser Band, der im Jahre 2003 in erster Auflage erschienen ist, enthält zwei Teile. Der Erfahrungsbericht zur Entwicklung von Michael soll dazu beitragen, die Kenntnisse über die Diagnose „Fragiles-X-Syndrom" und das Verständnis für die Besonderheiten von Kindern mit dieser Diagnose zu erweitern. Im zweiten Teil habe ich versucht, einen Überblick über die Bedürfnisse der Kinder und die pädagogischen und psychologischen Hilfen zu geben, die dazu beitragen können, dass ihre soziale Teilhabe bestmöglich gelingt. Für die hier vorliegende zweite Auflage habe ich diesen Überblick auf der Grundlage der umfangreichen Forschungsarbeiten, die in den letzten zwanzig Jahren zum Fragilen-X-Syndrom erschienen sind, aktualisiert und ergänzt. Wir hoffen, dass auch diese 2. Auflage das Interesse von Eltern sowie Fachkräften findet, die sich über das Fragile-X-Syndrom informieren möchten.

München, Herbst 2023 Prof. i. R. Dr. Klaus Sarimski

Teil I: Das Fragile-X-Syndrom – Die Entdeckung einer Behinderung

Von Petra Lang

Einleitung

Eine Behinderung, die erst nach mehreren Jahren festgestellt wird? Was soll das sein? Kinder, die in den ersten Lebensjahren nur entwicklungsverzögert scheinen, stattdessen aber krank sind? Gibt es die? Mütter, die von Zweifeln geplagt werden, ob mit ihren Kindern tatsächlich alles in Ordnung ist? Was beunruhigt sie denn so? Ärzte, die sich nicht genügend auskennen? In unseren Breiten? All dies scheint doch eher in den Bereich der Sagen und Legenden zu gehören, aber nicht in ein so hochtechnisiertes und fortschrittliches Land wie Deutschland.

Und dennoch. Genau so fängt alles an. Mit einem Kind, das sich nicht der „Norm" entsprechend entwickelt. Mit einer Mutter, der Dinge auffallen, die außer ihr scheinbar niemand sieht. Mit einem Arzt, der keine andere Diagnose stellt als „Leichte Entwicklungsverzögerung". Es klingt vielleicht unglaublich, wie lange und hartnäckig sich eine solche Diagnose hält, wie viele Jahre vergehen können, wie viele überflüssige Untersuchungen gemacht werden müssen, bis endlich die „richtige" Diagnose gestellt wird. Und dennoch. Genau so ist es uns ergangen.

Dies ist der Bericht von den ersten Lebensjahren unseres Sohnes, von einem Kind, das auf den ersten Blick völlig gesund erscheint. Doch unser Sohn ist von einer Krankheit betroffen, die kein Laie und kaum ein Fachmann zu kennen scheint. Diese Krankheit, die sich aus einer Vielzahl verschiedener Symptome zusammensetzt, heißt **„Fragiles-X-Syndrom"**.

Sie haben noch nie etwas davon gehört? Wie kann das sein, wo doch dieses Syndrom nach dem Down-Syndrom eine der häufigsten erblich bedingten Ursachen für Lernbehinderungen bis hin zu geistiger Behinderung darstellt? Dass dieses Syndrom unter Laien kaum bekannt ist, mag nachvollziehbar sein. Die Behinderung sieht man den Betroffenen – zumindest in jungen Jahren – kaum an. Dass Ärzte dieses Syndrom kaum oder gar nicht kennen, scheint bei einer Häufigkeit von etwa einem unter 4.000 Jungen doch etwas verwunderlich. Genau das ist aber ganz offensichtlich der Fall.

Mittlerweile sind knapp zwei Jahre vergangen, seit wir erfahren haben, dass unser Sohn von diesem Syndrom betroffen und damit behindert ist. Zum Zeitpunkt der Diagnose war er sechseinhalb Jahre alt. Mit dem Erhalt der Diagnose hat sich für uns vieles verändert. Unzählige Fragen wurden aufgeworfen. Viele blieben bis heute unbeantwortet. Eine der Fragen, auf die ich in der Literatur keine Antwort gefunden habe, lautet:

„Wie erleben Eltern es, wenn sie nach vielen Jahren erfahren, dass ihr Kind behindert ist?"

Diese Frage brachte mich auf die Idee, selbst etwas darüber zu schreiben. Über den Weg zum Befund. Und über die Zeit danach.

Am Anfang war nur Kinderkram…

Kinderkram – damit meine ich all die Ungereimtheiten, die sich im Laufe der ersten Jahre in der Entwicklung desjenigen zeigen, um den es hier gehen soll: Unseren Sohn Michael.

Kinderkram – dieses Wort ist ironisch gemeint. Für mich ist all das, was mich beunruhigt, kein Kinderkram, keine Kleinigkeit, die nicht ernstgenommen zu werden bräuchte. Meine Umwelt sieht das offensichtlich ganz anders.

Kinderkram – für mich auch ein Synonym für den Eindruck, den meine Bedenken hinsichtlich der Entwicklung unseres Sohnes in den ersten Jahren bei Außenstehenden offensichtlich hinterlassen.

Kinderkram – von Erwachsenen nicht ganz ernstzunehmende Vorkommnisse, die keiner Würdigung bedürfen.

Kinderkram – Bedenken einer Mutter, die in den Wind geschlagen werden.

Alles Kinderkram eben – oder etwa doch nicht?

Die ersten vier Jahre

Unser Sohn Michael wird im Winter 1992 geboren. Bei einer Routineuntersuchung setzen die Herztöne des Ungeborenen plötzlich aus. Ein Kaiserschnitt wird eingeleitet. Alles geht rasend schnell. Ich habe keine Zeit, großartig darüber nachzudenken, was mit mir passiert. Als ich aus der Narkose erwache, halte ich ein kleines Bündel Mensch im Arm. Mein erster Gedanke ist: „Ist das Kind auch gesund?" Ja, alles ist bestens. Die ersten Untersuchungen ergeben, dass alle Werte in Ordnung sind. Wir sind glücklich, auch wenn mein eigener Gesundheitszustand zu wünschen übrig lässt. Nach 16 Tagen dürfen wir endlich gemeinsam das Krankenhaus verlassen und uns zu Hause richtig aneinander gewöhnen. Da Michael mein erstes Kind ist, betrachte ich ganz genau, was mit ihm so vor sich geht. Jede noch so kleine Veränderung beäuge ich kritisch. Manchmal fühle ich mich unsicher.

Was mir schon im Krankenhaus auffällt und mich auch später zu Hause nachdenklich stimmt, ist Michaels recht großer Kopf. Auch nach Monaten bereitet es ihm noch große Schwierigkeiten, ihn alleine aufrecht zu halten. Während die gleichaltrige Tochter einer Freundin ihren Kopf mittlerweile ohne Mühe selbst halten kann, kippt Michaels Kopf immer noch nach hinten weg, sobald ich ihn nicht mehr stütze. Mit Muskeltraining in der Bauchlage schaffe ich relativ schnell Abhilfe, so dass Michael nach ein paar Wochen seinen Kopf sehr gut selbst aufrecht halten kann. Es gibt für mich zunächst keinen weiteren Grund, beunruhigt zu sein.

Ein paar Monate nach Michaels Geburt habe ich das Gefühl, dass mit dem Hörvermögen des Kindes irgendetwas nicht stimmt. Ich erzeuge Geräusche und prüfe, ob er reagiert und in die Richtung schaut, aus der die Geräusche kommen. Seine Reaktionen sind nicht ganz eindeutig. Meine Bedenken bleiben bestehen. Also gehe ich zum Kinderarzt und teile ihm meine Befürchtung mit. Er prüft Michaels Gehör, stellt jedoch keine Beeinträchtigung des Hörvermögens fest. Alles in Ordnung.

Seine ersten Worte sind „Mama“ und „Papa“, aber er benutzt sie recht selten. Viel lieber brabbelt er vor sich hin, ohne dass ich verstehe, was er sagen will. Meine anfängliche Sorge schiebe ich beiseite. Schließlich ist Michael ja nicht stumm. Geduld üben und abwarten. Es wird schon alles gut werden.

Ein Kind zu versorgen, das sich lediglich durch Brabbeln bemerkbar macht, ist nicht einfach. Viel Raten. Viel Irren. Mit 30 Monaten kommt dann das erste Wort. Natürlich sprechen zu diesem Zeitpunkt alle anderen Gleichaltrigen schon. Aber das kann ja schon mal passieren. Alles noch im Rahmen. Ist eben ein Junge – und Jungen sind ja sowieso immer etwas langsamer als Mädchen.

Michael spielt nicht gerne allein. Viel lieber schaut er zu, wie ich spiele. Er ist interessiert, zeigt aber kaum Eigeninitiative. Mein Nachfragen beim Kinderarzt bringt keine zufrieden stellende Antwort. Es ist alles in Ordnung. Jedes Kind entwickelt sich eben anders.

Auf dem Spielplatz fühlt sich Michael nicht wohl. Sand? Igitt! Bloß nicht den Sand berühren. Interesse an Spielgeräten oder daran, mit anderen Kindern zu spielen? Scheint nicht vorhanden zu sein. Zugucken? Na gut. Mein Kinderarzt findet auch das völlig normal. Ich habe einfach kein Sandkasten-Spielplatz-Kind.

Auch nach drei Jahren nimmt das „Spielen-lassen“ kein Ende. Bin ich so dominant, dass das Kind sich nicht traut, mal alleine zu spielen? Oder kann es sich einfach nicht gut alleine beschäftigen? Oder läuft da doch etwas nicht richtig? In diesem Alter sollte das doch langsam möglich sein, oder? Kein Grund zur Besorgnis, sagt mein Kinderarzt.

Laufen funktioniert motorisch betrachtet schon mit rund zehn Monaten. Aber Michael geht nur, wenn ich ihm beide Hände halte. Scheinbar hat er große Angst davor, loszulassen. Erst acht Monate später läuft er alleine. Alles noch im Rahmen.

Natürlich ist mir bewusst, dass ein kleines Kind einem immer am Rockzipfel hängt. Aber ab einem bestimmten Alter sollte doch der Zeitpunkt erreicht sein, an dem eine erste Loslösung stattfindet, oder? Der eine braucht eben kürzer, der andere etwas länger. Halb so wild, meint einmal mehr der Kinderarzt.

Es irritiert mich, dass Michael über das normale Maß hinaus schüchtern ist, wenn fremde Leute ins Haus kommen. Kinder sind zwar verschieden, aber Michael weicht in Gesellschaft nicht von meiner Seite.

Laute und durchdringende Geräusche verträgt Michael überhaupt nicht. Ganz schrecklich ist es für ihn, wenn z. B. eine Bohrmaschine zum Einsatz kommt, oder wenn er ein Flugzeug hört. Michael schreit laut auf und beruhigt sich erst, wenn das Geräusch nachlässt.

Michael ist eigentlich ein guter Esser. Allerdings nur, wenn ich ihn füttere. Selbst als er schon lange feste Nahrung zu sich nehmen kann, lässt er sich die Happen von mir immer noch in den Mund schieben. Verlasse ich den Tisch, um etwas zu holen, schiebt er seinen Teller weg und beendet die Mahlzeit. Mit seinem Besteck will er nicht essen. Er akzeptiert nur, dass ich ihn füttere.

Es sind all diese Kleinigkeiten, die mich stutzig machen und mich beunruhigen. Ich spüre instinktiv, dass irgendetwas nicht in Ordnung ist. All die gut gemeinten Beruhigungen des Kinderarztes ändern an meinem Gefühl absolut nichts. Entwickelt Michael sich nur langsamer als andere Kinder? Ist wirklich alles nur Kinderkram? Oder werde ich nicht ernstgenommen?

Das Leben unserer Familie ändert sich, als unser zweites Kind, Lena, geboren wird. Michael ist zu diesem Zeitpunkt dreieinhalb Jahre alt. Er ist von Anfang an hochgradig eifersüchtig. Nicht nur, dass er immer dann besonders viel Unsinn macht, wenn ich gerade mit dem Säugling beschäftigt bin. Vielmehr versucht er unaufhörlich, alle Aufmerksamkeit auf sich zu ziehen.

Sobald Lena das Krabbelalter erreicht, fängt Michael an, sie auf den Boden zu drücken. Ziemlich heftig und ziemlich oft. Sein Verhalten irritiert mich, zumal diese Handgreiflichkeiten Lena gegenüber mit der Zeit auch nicht weniger werden. Irgendwann sollte er sich doch an seine Schwester gewöhnt haben. Schließlich widme ich beiden Kindern meine ganze Aufmerksamkeit. Der Kinderarzt findet wieder beruhigende Worte. Meine Bedenken verwirft er.

Besonders bei der Körperpflege verhält sich Michael nicht so, wie ich es erwarte. Er wehrt sich vehement, wenn er baden soll. Er läuft schreiend weg, wenn ich ihm die Nägel schneiden will. Er lässt sich nicht die Haare waschen. Er lässt keinen an seine Ohren heran.

Arztbesuche sind eine Tortur, weil er sich weder anfassen lässt noch auf Fragen eingeht, die ihm gestellt werden. Für die Ärzte kein Grund zur Beunruhigung.

Michael schläft nachts unruhig. Immer wieder deckt er sich auf. Oft brabbelt er auch nachts weiter. Auffällig finde ich, dass er immer sehr früh morgens aufsteht, egal wann er abends ins Bett gegangen ist.

Die Entwicklung unserer Tochter, die so ganz anders verläuft als die unseres Sohnes, verstärkt meine Bedenken. Klar, sie ist das zweite Kind. Und dazu ist sie auch noch ein Mädchen. Ist dies aber eine zufrieden stellende Erklärung? Ist Michaels Verhalten wirklich bloß Kinderkram?

Betrachte ich jeden dieser Punkte für sich, so ist sein Verhalten vielleicht doch nicht so auffällig, wie ich es meine. Und alle bestätigen mir ja immer wieder, dass mit Michael alles in Ordnung ist. Meine Zweifel aber bleiben. Sein Verhalten beschäftigt mich täglich, es prägt mehr und mehr mein Leben und belastet mich und unser Familienleben in zunehmendem Maße.

Michael ist stets ein fröhliches, freundliches und recht gesundes Kind. Sein Schmerzempfinden ist offensichtlich nur sehr gering ausgeprägt. Hat er sich einmal wehgetan, geht er ziemlich rasch darüber hinweg und beschwert sich auch nicht sonderlich über eventuell vorhandene Schmerzen. Auch ist er relativ selten krank. Die wenigen Infekte, die er hat, machen sich mit gerötetem Trommelfell und Ohrenschmerzen bemerkbar. Allerdings wird niemals eine Mittelohrentzündung diagnostiziert. In der Zeit, in der er Zähne bekommt, hat er meistens auch einen Infekt. Er bekommt allerdings nicht Zahn für Zahn, sondern immer gleich drei oder vier auf einmal.

Alles in allem gibt es während der ersten vier Lebensjahre keine deutlichen und unumstößlichen Anzeichen dafür, dass mit unserem Sohn etwas Grundlegendes nicht stimmen könnte. Die obligatorischen Vorsorgeuntersuchungen bringen keinerlei negativen Befund. Zwar spricht der Arzt von einer leichten Verzögerung in Michaels Entwicklung. Grundsätzlich aber gebe es keinen Grund zur Beunruhigung.

Und dennoch – meine Zweifel werden immer stärker. Mein ungutes Gefühl lässt sich nicht schönreden. Meine Beobachtungen werden immer wieder durch Michaels Verhalten bestätigt. Aber außer mir und meinem Mann scheint das niemand zu bemerken. Vielleicht liegt ja auch alles nur an mir. Eine unerfahrene Mutter, nicht streng genug in der Erziehung, die ihr Kind überbehütet. Ich spüre, wie man mehr und mehr versucht, in meinem Verhalten die Ursache für Michaels Auffälligkeiten zu sehen. Es wird mir nahegelegt, meine Erziehungsmethoden zu überdenken, anstatt dauernd an der Gesundheit und den Fähigkeiten unseres Sohnes zu zweifeln. Also, nicht hadern, sondern an mir selbst arbeiten.

Dann, nach gut viereinhalb Jahren, wird Michael mit der Welt außerhalb seiner behüteten vier Wände konfrontiert, ohne dass wir dabei sind. Für ihn ist die Zeit gekommen, in den Kindergarten zu gehen.

Die folgenden zwei Jahre mit Michael sind in besonderer Weise durch ärztliche Diagnosen, therapeutische Maßnahmen und weiteres „Expertenwissen“ geprägt.

Fachleute – Ärzte, Therapeuten und andere Experten

August 1997

Michael besucht den Regelkindergarten. Zunächst läuft alles ganz gut. Er lebt sich rasch ein, und die Betreuerinnen sind freundlich und nett. Er kennt ziemlich schnell die Namen aller Kinder aus seiner Gruppe. So weit ich es beurteilen kann, gefällt es ihm im Kindergarten. Er beschwert sich nicht ein einziges Mal, dass er dort hingehen soll. Er erzählt allerdings so gut wie gar nichts von seinen Vormittagen. Nur zwischenmenschliche Begebenheiten, z. B. Streitereien zwischen den Kindern, gibt er sehr detailliert wieder. Es dauert jedoch nicht lange, bis ich die ersten Klagen der Betreuerinnen zu hören bekomme. „Michael kann dies nicht, Michael macht jenes nicht.“

Immer wieder werde ich von den Erzieherinnen angesprochen, ob mit dem Jungen etwas nicht in Ordnung sei. Er orientiere sich nur an den Erwachsenen, er habe keine Freunde unter den Kindern, er mache bei den gemeinsamen Spielen nicht mit. Ich erkundige mich, ob es nicht wenigstens ein Kind gibt, mit dem er schon mal zusammenspielt. Angeblich nicht. Allerdings fällt mir beim gemeinsamen morgendlichen Spiel auf, dass es ein Mädchen gibt, mit dem er gut auskommt. Es ist etwas älter als er und sehr „mütterlich" veranlagt. In seiner Nähe fühlt Michael sich scheinbar wohl. Davon sagen mir die Erzieherinnen allerdings nichts.

Diese Fragerei, das dauernde Bemängeln von Michaels Verhalten und das Äußern von Kritik an ihm in seiner Gegenwart, das die Betreuerinnen praktizieren, all das geht mir auf die Nerven. Ich kann doch auch nur erzählen, was mir aus eigener Erfahrung bekannt ist und was der Kinderarzt mir sagt. Nämlich, dass unser Sohn in seiner Entwicklung etwas verzögert ist und ansonsten keine weiteren Auffälligkeiten zu finden sind. Davon einmal abgesehen kann ich all die Vorfälle, die ich aus dem Kindergarten zu hören bekomme, in dieser Form nicht nachvollziehen, da sich Michael zu Hause nicht so verhält. Was also soll ich sagen?

November 1997

Bedingt durch sein Geburtsjahr gehört Michael zu der Gruppe derjenigen Kinder, die im nächsten Jahr in die Schule gehen könnten. Sie werden in diesem Monat der Schulärztin vorgestellt. Es ist Michaels erster Kontakt mit der Ärztin. Mir ist vorher schon klar, dass er im nächsten Jahr mit Sicherheit nicht in die Schule gehen wird. Sein Entwicklungsstand lässt dies nicht zu. Außerdem wäre er zum Einschulungstermin gerade einmal fünfeinhalb Jahre alt. Die Ärztin hat erhebliche Schwierigkeiten, das Kind zu untersuchen. Michael lässt sich sowieso nur äußerst ungern von Fremden anfassen. Und bei Ärzten reagiert er besonders abweisend. Hör- und Sehtest können nicht durchgeführt werden, da er sich verweigert. Berührungen am Kopf kann Michael überhaupt nicht leiden. Und auch die restlichen Untersuchungen bleiben schon im Ansatz stecken. Die Ärztin macht sich einen Vermerk und bittet mich um weitere Informationen, falls sich neue Erkenntnisse wegen Michael ergeben sollten. Eine Idee, worauf sein Verhalten zurückzuführen sein könnte, hat auch sie nicht. Ich gehe mit ihm nach Hause und bin ziemlich bedient. Michael hat sich von seiner „besten“ Seite gezeigt. Verweigerung auf der ganzen Linie. Weder gutes Zureden noch sanfter Zwang können ihn zum Mitmachen bewegen.

Den Rest des Jahres verbringe ich damit, mich um das Hörvermögen unseres Sohnes zu kümmern. Er schnarcht vermehrt und scheint nicht mehr so gut zu hören wie bisher. Vielleicht liegt ja hier die Lösung für seine Probleme im Kindergarten. Also besuche ich den Kinderarzt und bespreche das Problem mit ihm. Er schickt mich zum HNO-Arzt, der vergeblich versucht, Michaels Ohren näher zu untersuchen. Ein paar Tage später folgt eine Vorstellung im Krankenhaus wegen einer möglichen Polypen-Operation. Immer wieder verweigert sich unser Sohn bei den ärztlichen Untersuchungen. Ich bin ziemlich enttäuscht von diesen mehr oder weniger vergeblichen Versuchen, einen vernünftigen Befund zu erhalten.

Zu diesem Zeitpunkt weiß ich noch nicht, dass dies erst der Anfang eines langen Weges durch die Wartezimmer der Ärzteschaft ist.

Februar 1998

In diesem Monat werden Michael die Polypen entfernt, weil er zunehmend schlechter hört, sehr undeutlich spricht, und weil er mittlerweile jede Nacht unglaublich laut schnarcht.

Der Besuch im Krankenhaus ist ein Albtraum. Michael wehrt sich mit Händen und Füßen gegen die Narkose. Drei Erwachsene sind nicht dazu in der Lage, ihn zu bändigen, obwohl er schon einen „Schlummertrunk“ bekommen hat, bevor die Narkosemaske zum Einsatz kommen soll. Er reißt den Verbindungsschlauch zwischen Maske und Gasflasche ab. Alle werden „benebelt“, nur er nicht. Es dauert eine halbe Ewigkeit, bis er überwältigt werden kann. Plötzlich halte ich eine kleine schlaffe Hand in meiner. Ich bin ziemlich schockiert und nehme mir fest vor, nicht noch einmal bei so einer Narkose dabei zu sein.

Nach der Operation kommt das „Aufwachen“. Auch nichts für schwache Nerven. Das Kind torkelt durch das Bett, versucht immer wieder vergeblich, aufzustehen, will partout nicht liegen bleiben. Immer wieder knicken ihm die Beine weg. Zwischen Schlafen und Wachen entwickelt Michael ganz enorme Kräfte. Ihn daran zu hindern, aus dem Bett zu fallen, ist alles andere als einfach. Am späten Nachmittag kommt die Visite noch einmal vorbei und entlässt uns nach Hause. Ich bin heilfroh, dass ich diese Operation hinter mir habe.

Die Operation hat sich dennoch gelohnt. Das Schnarchen ist verschwunden. Nachts hören wir keinen Ton mehr von dem Kind. Und auch seine Aussprache ist wieder deutlich. An Michaels auffälligem Verhalten im Kindergarten ändert sich leider nichts. Und die Erzieherinnen liegen mir mittlerweile alle paar Tage mit irgendwelchen Klagen in den Ohren. Ich kann ihnen nichts Neues berichten.

April 1998

Die U9 steht an. Es ist die letzte Vorsorgeuntersuchung für Kinder, die beim Arzt durchgeführt wird. Die Kinder sind zu diesem Zeitpunkt gut fünf Jahre alt. Unser Sohn ist – wie immer bei Arztbesuchen – nur schwer zu beruhigen. Er wuselt herum, kann sich nicht lange auf eine Aufgabe konzentrieren, weigert sich, mitzumachen, lässt sich nur widerwillig anfassen. Mit viel Geduld bringen wir die Dinge hinter uns. Ich bin alles andere als gelassen. Das Laufen auf der Linie klappt nicht so richtig. Und auch das Zeichnen von geometrischen Formen ist nicht in Ordnung. Der Arzt stellt fest, dass ein „Verdacht auf Wahrnehmungsstörungen sowie Störungen der grob- und feinmotorischen Entwicklung“ besteht. Er verschreibt Ergotherapie für unseren Sohn.

Ich verlasse einmal mehr eine Arztpraxis mit dem unguten Gefühl, dass mit unserem Kind etwas nicht stimmt. Benimmt sich ein Fünfjähriger so beim Arzt? Warum macht er selbst bei den harmlosesten Untersuchungen so einen Aufstand? Gut – dass er langsamer in seiner Entwicklung ist als andere Kinder seines Alters, das wissen wir ja mittlerweile. Aber liegt das alles noch im Bereich des „Normalen"? Und was sollen „Wahrnehmungsstörungen" sein? Mit dem Rezept gehe ich zu einer Ergotherapeutin und melde Michael zur Therapie an. Anfangs hat er eine Sitzung in der Woche, später dann zwei. Mit der Therapeutin tausche ich mich regelmäßig aus, und sie ist ganz zufrieden mit Michaels Fortschritten. Für mich bedeutet die Therapie, zweimal in der Woche frühmorgens beide Kinder ausgehfertig zu machen, zur Praxis zu fahren, eine Dreiviertelstunde mit der kleinen Tochter durch die Gegend zu laufen – bei Wind und Wetter – und dann wieder die Kinder ins Auto zu packen und zurückzuhetzen. Damit der Kindergarten wegen der Therapie nicht zweimal in der Woche ausfällt, beeile ich mich, Michael wenigstens an einem Tag gerade noch rechtzeitig dorthin zu bringen. Der zweite Termin liegt so ungünstig, dass der Kindergarten an diesem Tag für ihn komplett ausfällt.

Von der Ergotherapeutin habe ich ein paar Literaturempfehlungen bekommen. Ich möchte gerne mehr über „Wahrnehmungsstörungen" erfahren. Sie selbst hat herausgefunden, dass Michaels Störungen im taktilen und vestibulären Bereich angesiedelt sind. Das bedeutet, dass er Schwierigkeiten mit Berührungsreizen hat und sein Gleichgewichtssinn wohl nicht richtig funktioniert. Im Kindergarten versuche ich, diese Störungen verständlich zu machen. Mir scheint, ich rede gegen Wände. Ich gebe die Literaturempfehlungen weiter, habe aber den leisen Verdacht, dass die Erzieherinnen sich nicht weiter darum kümmern werden. Ich lade die Ergotherapeutin in den Kindergarten ein. Sie soll den Erzieherinnen näherbringen, was es mit den Wahrnehmungsstörungen auf sich hat. Auch dieser Besuch fruchtet wenig. Ich glaube, sie ist nicht verstanden worden. Jedenfalls gehen auch nach diesem Treffen die Mäkeleien weiter.

Mai 1998

Um unseren Sohn noch einmal gründlicher untersuchen zu lassen, melden wir ihn in einem Sozialpädiatrischen Zentrum (SPZ) an. Die Schulärztin, bei der ich zu einem außerplanmäßigen Gespräch gewesen bin, hat mir dieses Institut empfohlen. Dort haben sich Ärzte und verschiedene Therapeuten zusammengeschlossen, um sich intensiver, als das z. B. ein Hausarzt könnte, um eine genaue Diagnose zu bemühen. Gleich zu Anfang teilt uns das Sekretariat mit, dass es lange Wartezeiten gibt. Etwa drei Monate müssten wir rechnen, bis die Untersuchungen beginnen. Vorab sollen wir einen möglichst genauen Bericht darüber an das SPZ schicken, was uns bei unserem Kind aufgefallen ist. Wir schreiben einen Bericht, schicken die Anmeldeformulare weg und harren der Dinge, die da kommen werden.

Juni 1998

Wir erhalten die schriftliche Bestätigung der Anmeldung unseres Sohnes im SPZ. Der erste Termin, den wir wahrnehmen müssen, wird Mitte September stattfinden. Eine lange Zeit, während der ich mir im Kindergarten immer öfter anhören muss, was unser Sohn alles falsch macht. Zwischen den Zeilen höre ich den unausgesprochenen Vorwurf, dass es wohl an meiner Erziehung liegen muss, wenn das Kind nicht richtig „spurt". Ich bin sicher zu nachsichtig, nehme dem Kind zu viel ab, bin nicht streng genug. Ich kann es allmählich nicht mehr hören. Und ich zweifle immer mehr an meinen eigenen Fähigkeiten. Vielleicht liegt es ja tatsächlich nur an mir, dass das Kind im Kindergarten so auffällig ist. Vielleicht hat sein unangepasstes Verhalten dort ja gar nichts mit seinen gestörten Wahrnehmungen zu tun. Auch die Blicke anderer Eltern scheinen mir dies zu suggerieren. Was soll ich denn noch unternehmen? Der Kinderarzt sagt mir, dass das Kind entwicklungsverzögert ist. Die Ergotherapeutin spricht von Wahrnehmungsstörungen. Die Erzieherinnen schieben alles auf meine Erziehungsmethoden. Ich habe alles mir Mögliche unternommen, um dahinterzukommen, was mit dem Kind los sein könnte. Und dennoch ist keine grundlegende Änderung in Sicht. Ich bin der Verzweiflung nahe und hoffe, dass es bald September wird.

September 1998

Endlich ist es so weit. Ich verspreche mir wirklich sehr viel von den Untersuchungen im SPZ. Ich hoffe, dass mir die „Experten“ dort endlich weiterhelfen können. Mit beiden Kindern mache ich mich auf den 40 Kilometer langen Weg. Ich muss mehrere Stunden für jeden Termin investieren, um alle Untersuchungen wahrnehmen zu können. Zunächst steht ein EEG (Elektroenzephalogramm = Messung der Hirnströme) auf dem Programm. Da kommt natürlich Freude auf. Bei einem Kind, das nicht lange stillsitzen kann und das sich nur äußerst ungern anfassen lässt, keine Kleinigkeit. Ich hoffe darauf, dass die zuständige Dame genügend Erfahrungen mit solchen Kindern hat und alles in den Griff bekommt. Bei den Untersuchungen sollen die Eltern nicht dabei sein. Also warte ich im Aufenthaltsraum. Viel gebracht hat das EEG nicht, denn Michael macht natürlich eine Menge Theater – wie ich schon befürchtet habe. Dadurch ist eine genauere Untersuchung unmöglich. Na ja, denke ich, das wird schon kein Weltuntergang sein. Es kommen ja noch andere wichtige Untersuchungen. Meine Anfangseuphorie ist allerdings schon etwas gedämpft.

Fünf Tage später fahren wir wieder zum SPZ. Dieses Mal ist ein erstes Gespräch mit dem Kinderarzt und einer Psychologin vorgesehen. Während die Kinder in einer Ecke spielen, unterhalten mein Mann und ich uns mit dem Arzt und der Psychologin. Dieses Vorgehen gefällt mir nicht besonders gut, da ich in Gegenwart unserer Kinder nicht „schlecht“ über sie reden möchte. Eine Möglichkeit, sich ohne die Kinder im Raum zu unterhalten, gibt es aber nicht. Der von uns erstellte Bericht ist Grundlage des Gespräches. Ob sich daraus schon so etwas wie ein erster Verdacht ergibt, will oder kann (?) uns zu diesem Zeitpunkt keiner sagen. Ein paar Tage später erreiche ich den Kinderarzt vom SPZ telefonisch und frage ihn nach einem möglichen Anfangsverdacht. Seine vorläufige Diagnose lautet: „Tiefgreifende Entwicklungsstörungen (Asperger-Syndrom, atypischer Autismus)“.

Na, Dankeschön. Da habe ich ein Kind, das anfangs „nur“ ein wenig entwicklungsverzögert ist. Der nächste Befund spricht von Wahrnehmungsstörungen. Und dieser dritte hier äußert nun gar den Verdacht auf Autismus. Aber es ist ja nur ein Anfangsverdacht. So viel Gewicht solle ich dem Ganzen vorerst nicht beimessen, meint der Kinderarzt. Ganz so sehe ich die Dinge nicht. Und so besorge ich mir Literatur über dieses Syndrom und lese erst einmal nach, worum es sich dabei eigentlich genau handelt. Viele der dort beschriebenen Auffälligkeiten kommen mir bekannt vor, und ich kann nicht sagen, ob unser Kind nun an diesem Syndrom leidet oder nicht. So ähnlich ging es mir allerdings auch schon bei der Lektüre zum Thema „Wahrnehmungsstörungen“. Auch da fand ich viele Parallelen zum Verhalten unseres Sohnes. Wo aber ist nun das entscheidende Kriterium für den Ausschluss des einen oder das Vorhandensein des anderen „Schadens“? Vielleicht gibt mir die ärztliche Untersuchung eine Antwort darauf. Sie ist für November angesetzt.

Oktober 1998

Ein Erlebnis der besonderen Art ist die psychologische Untersuchung im SPZ, die für Oktober vorgesehen ist. All der Aufwand, den ich betreibe, um diesen Termin wahrzunehmen, wird dadurch zunichte gemacht, dass die Psychologin nicht dazu in der Lage ist, von ihrem vorgefertigten Schema abzuweichen. Nach ziemlich genau 15 Minuten kommt sie mit Michael zurück und sagt zu mir: „Ich habe mein Programm durchgezogen. Aber ihr Sohn versteht mich einfach nicht.“ Ich denke, ich höre nicht richtig. War es denn Ziel dieser Untersuchung, ein „Programm“ durchzuziehen? Ich habe bis dahin geglaubt, dass Psychologen dazu in der Lage sein würden, auf die jeweiligen Bedürfnisse ihres Gegenübers einzugehen. Aber da liege ich wohl völlig falsch. Ich bin so wütend, dass ich nicht mehr viel dazu sagen kann. Ziemlich sauer fahre ich vom SPZ aus nach Hause. Mein Glaube an die Kompetenz der Experten dort wird nach dieser Begegnung nachhaltig in Mitleidenschaft gezogen.

November 1998

In diesem Monat ist nicht nur die ärztliche Untersuchung im SPZ angesetzt. Auch gibt es im Kindergarten wieder die Routineuntersuchung derjenigen Kinder, die im kommenden Jahr in die Schule gehen sollen. Dieses Mal wird es ernst für unseren Sohn, denn im nächsten Jahr wird er schulpflichtig. Ich sehe dieser Untersuchung mit gemischten Gefühlen entgegen, da ich ja nun schon einschlägige Erfahrungen beim Zusammentreffen unseres Sohnes mit Ärzten habe. Es kommt, wie es kommen muss. Der Ärztin gelingt es auch in diesem Jahr nicht, unseren Sohn richtig zu untersuchen. Anschließend erkundigt sie sich nach dem Stand der Dinge bei der Ergotherapie und im SPZ. Ich erzähle ihr u. a. von dem Anfangsverdacht, der dort geäußert wurde. Dies erweist sich, wie sich später herausstellen soll, als grober Fehler meinerseits. Denn bei all den Erklärungen, die ich abgebe, bleibt scheinbar nur das Wort „Autist" hängen. Und das macht wenig später die Runde im Kindergarten.

Die Untersuchung im SPZ ist genauso eine Katastrophe wie die im Kindergarten. Selbst dieser Arzt, der sich Kinderarzt und Kinderpsychologe nennt, schafft es nicht, wirklich an unseren Sohn heranzukommen. Wer soll mir denn nun eine vernünftige Diagnose erstellen, wenn selbst diese so genannten Fachleute nicht dazu in der Lage sind, unseren Sohn richtig zu untersuchen? Zutiefst erschüttert bin ich von dem Bericht des Kinderarztes nach der Untersuchung. Er sagt, es sei nicht ganz ohne Tränen abgegangen. Und unser Sohn hätte sich auch ziemlich gewehrt. Ich fühle mich wie eine Rabenmutter. Wie konnte ich unser Kind nur diesem Menschen aussetzen? Wie konnte ich es nur zulassen, dass Michael so gequält wird? Ich fühle mich mehr als mies. Ich hasse mich dafür, dass ich überhaupt diese ganze Geschichte im SPZ angeleiert habe. Hätte uns das nicht alles erspart bleiben können? Aber jetzt ist es sowieso zu spät. Bis zum Ende des Monats bringt unser Sohn noch die motopädische und die logopädische Untersuchung hinter sich. Somit sind alle Termine erledigt, und wir warten auf die endgültige SPZ-Diagnose.

Dezember 1998

Im Dezember ist es dann endlich so weit. Mitte des Monats bekommen wir den Abschlussbericht im Rahmen eines Gespräches präsentiert. Anwesend sind, wie schon beim Erstgespräch, die Psychologin und der Kinderarzt. Die abschließende Diagnose lautet „Mentales Defizit mit autistischen Zügen".

Über das Gespräch möchte ich nicht viel schreiben, außer, dass der Arzt so dermaßen von sich und seiner Diagnose eingenommen und überzeugt ist, dass er im Brustton der Überzeugung sagt: „Sie können sich gerne noch einen weiteren Befund einholen. Aber er wird zu keinem anderen Ergebnis kommen." Ich koche innerlich vor Wut. Ich bin fassungslos. Ich kann nichts mehr sagen. Mir steigen die Tränen in die Augen, weil ich davon überzeugt bin, dass hier grober Unfug gesagt wird. Wie kann dieser Mann ein so vernichtendes Urteil über unser Kind abgeben, obwohl er es noch nicht einmal geschafft hat, dieses Kind gründlich zu untersuchen? Und wie kann diese Psychologin dort so selbstherrlich sitzen, obwohl sie doch in keiner Weise dazu in der Lage war, sich auf unseren Sohn einzulassen? Ungeheuerlich, was uns da aufgetischt wird. Unglaublich. Das kann doch einfach nicht wahr sein! Kein Mensch vom SPZ hat uns im vergangenen halben Jahr nach den Veränderungen in der Entwicklung unseres Sohnes gefragt. Keiner hat sich die Mühe gemacht einmal nachzufragen, ob vielleicht Dinge aus unserem Bericht, den wir bei der Anmeldung zum SPZ eingereicht haben, mittlerweile hinfällig geworden sind. Immerhin ist seitdem mehr als ein halbes Jahr vergangen.

Als Empfehlung gibt der Arzt uns mit auf den Weg, uns bei der „Hilfe für das autistische Kind" zu melden. Dort könnten wir weitere Informationen bekommen. Und sicher auch anderweitige Hilfe. Und in einem Jahr sollen wir dann zur Wiedervorstellung vorbeikommen. Bei Fragen oder Problemen können wir natürlich jederzeit gerne anrufen.

Das also ist der Abschluss unseres von so vielen Hoffnungen begleiteten Diagnosemarathons im SPZ. Ein halbes Jahr Aufwand für eine solche Diagnose. Nein, das kann und will ich nicht akzeptieren. Zu viele Fehler sind meiner Ansicht nach den Leuten im SPZ unterlaufen. Sie haben unseren Sohn nicht richtig beurteilt. Dieses Ergebnis kann so nicht stehen bleiben. Voller Wut, Zorn und Enttäuschung fahre ich mit meiner Familie nach Hause.

Später fällt mir noch etwas auf. Von dem Anfangsverdacht „Asperger-Syndrom“ hat sich der behandelnde Arzt gar nicht mehr wegbewegt. Da die Ergebnisse des Intelligenztestes bei unserem Sohn nicht denen entsprechen, die beim Asperger-Syndrom hätten vorhanden sein müssen, somit dieses Syndrom also ausgeschlossen werden konnte, ist alles auf einen „herkömmlichen“ Autismus hinausgelaufen. Kein Blick mehr nach rechts oder links möglich. Nicht der Hauch einer Idee, dass etwas ganz anderes für Michaels Verhalten verantwortlich sein könnte. Scheinbar ging es nur noch darum, die Anfangsdiagnose zu bestätigen. Da dies nicht möglich war, wurde auf einen herkömmlichen Autismus eingeschwenkt. Und dieser wurde dann in der abschließenden Diagnose manifestiert.

Den schriftlichen Befund erhalten wir ein paar Tage vor Weihnachten 1998. Die Ereignisse im SPZ sind mir jedoch noch so präsent, als wären sie erst letzte Woche geschehen. Aus einem gesunden Kind mit Entwicklungsverzögerungen wurde so ein autistisches Kind mit mentalem Defizit.

Dass ich auf die Ärzteschaft im Allgemeinen und diese Fachleute im SPZ im Speziellen nach diesen Erlebnissen nicht mehr gut zu sprechen bin, versteht sich wohl von selbst. Dennoch nehme ich Kontakt zur Autismusgruppe auf. Ich will einen zweiten Befund, der das widerlegt, was ich im SPZ erfahren habe. Ich kann beim besten Willen nicht glauben, dass unser Kind autistisch sein soll. Ich habe vor vielen Jahren einmal einen Autisten kennen gelernt. Mit ihm ist unser Sohn nun wirklich nicht zu vergleichen. Also fordere ich Literatur an und mache einen Termin für ein Vorstellungsgespräch. Es soll im Februar 1999 stattfinden. Aber in der Zwischenzeit passieren noch weitere Dinge.

Januar 1999

Nachdem wir den Befund vom SPZ bekommen haben, bespreche ich ihn mit unserem Kinderarzt. Er ist der Meinung, dass an der Diagnose nicht zu zweifeln ist. Auf meine Frage, ob wir eine im SPZ-Bericht empfohlene genetische Untersuchung machen lassen sollen, meint er nur, dass dies nicht eilen würde. Das könnten wir immer noch einmal später machen. Es sei nur eine Blutentnahme notwendig, deren Ergebnis aber nichts am Befund ändern würde. Er ist fest davon überzeugt, dass die Diagnose aus dem SPZ korrekt ist.

Mit dieser genetischen Untersuchung soll die Diagnose „Autismus" bestätigt werden, und zwar durch Ausschluss einer Krankheit, die sich „Fragiles-X-Syndrom" nennt. Diese Krankheit kenne ich natürlich nicht. Im SPZ, bei der Besprechung des Befundes, wurde sie mit keiner Silbe erwähnt. Aber auf die Blutentnahme werden wir vorerst jedenfalls gerne verzichten. Wozu noch mehr Theater veranstalten? Uns hat das letzte Jahr völlig gereicht.

Da wir davon überzeugt sind, dass der Befund aus dem SPZ nicht korrekt ist, und da wir immer noch den Verdacht haben, dass etwas mit dem Hörorgan unseres Sohnes nicht in Ordnung ist, starte ich noch einmal einen Versuch, einen vernünftigen Hörtest für unseren Sohn zu organisieren. Einen solchen können wir in der Uniklinik durchführen lassen. Hier werden noch speziellere Untersuchungen vorgenommen als beim niedergelassenen HNO-Arzt. Was ich nicht weiß: Ich muss unendlich viel Zeit mitbringen, wenn ich unseren Sohn in der Uniklinik ambulant untersuchen lassen will. Vier Stunden Wartezeit gleich beim ersten Termin. Da ich damit nicht rechne, habe ich natürlich nichts zu essen für die Kinder dabei. Es ist ein Horrortag für alle Beteiligten. Dann – schon völlig entnervt – am Ende der Wartezeit wieder ein Arzt. Unser Sohn ist bedient, als er ihn nur sieht. Michael lässt sich kaum in die Ohren schauen, weint nur, will einfach nur noch nach Hause. Ich übrigens auch. Die Dame an der Anmeldung verspricht mir aber, dass ich beim nächsten Mal nicht so lange werde warten müssen. Für eine Untersuchung von vielleicht 20 Minuten bin ich mit An- und Abreise weit mehr als sechs Stunden unterwegs, bevor wir endlich wieder zu Hause sind.

Wieder ärgere ich mich, überhaupt so etwas angeleiert zu haben. Wofür der ganze Aufwand, wenn unser Sohn sich ohnehin nicht untersuchen lässt? Was soll das alles? Außer überstrapazierten Nerven ist bisher nicht viel bei all den Untersuchungen herausgekommen.

Februar 1999

Anfang Februar erhalte ich einen Anruf von meiner Familie. Sie hat den Befund aus dem SPZ gelesen. Andere Verwandte wurden daraufhin angerufen. In den Gesprächen stellt sich etwas ganz Unglaubliches heraus. In der Verwandtschaft soll es Kinder geben, die dieses „Fragile-X-Syndrom“ haben. Genau jenes Syndrom also, das wir durch den Bluttest nachweisen lassen könnten, von dem unser Kinderarzt uns allerdings vorerst abrät. Das kann doch wohl nicht wahr sein.

In dem zehnseitigen Untersuchungsbericht vom SPZ wird irgendwo in einem kurzen Satz dieses Syndrom erwähnt. Die Fachleute vom SPZ gehen kommentarlos darüber hinweg. Sie sehen ihre Diagnose ja sowieso als richtig an und halten eine Überprüfung offensichtlich für überflüssig. Mir sagt der Name „Fragiles-X-Syndrom“ ohnehin nichts. Unser Kinderarzt hält eine Genanalyse zu diesem Zeitpunkt ebenfalls für überflüssig.

Kann es denn sein, dass da etwas ist, was all die „Experten“ bisher nicht gesehen haben? Kann es denn sein, dass wir seit mehr als sechs Jahren mit einem Kind zusammenleben, das krank ist, ohne dass auch nur irgendjemand hinter seinem auffälligen Verhalten eine Krankheit vermutet? Nein, das kann doch wohl alles nicht wahr sein. Und – was ist das denn überhaupt, dieses „Fragile-X-Syndrom“? Nach dem Telefonat bin ich völlig verunsichert. Ich verstehe irgendwie die Welt nicht mehr. Soll es etwa noch eine Steigerungsmöglichkeit dessen geben, was wir im SPZ als Befund erhalten haben? Soll unser Kind tatsächlich dieses Syndrom haben?

Einmal mehr besorge ich mir Literatur zum Thema. Mittlerweile habe ich ja schon ausreichend Übung darin… Was ich da lese, erschüttert mich zutiefst. Wieder einmal scheint es viele Parallelen zum Verhalten unseres Sohnes zu geben, die den Verdacht nahelegen, dass da etwas dran sein könnte, an diesem Syndrom. Aber das ist ja auch schon beim Thema „Autismus" so gewesen.

Ein paar Tage später fahren wir wieder einmal in die Uniklinik, um einen weiteren Hörtest machen zu lassen. Mit der Ärztin komme ich ins Gespräch über unseren Sohn und den merkwürdigen Befund vom SPZ. Sie empfiehlt mir, eine zweite Diagnose einzuholen und gibt mir den Namen eines Kinderpsychologen in der Universität, der ihrer Meinung nach sehr kompetent ist.

Nachdem ich mir zum ich weiß nicht wievielten Mal eine Überweisung organisiert habe, begeben wir uns also ein paar Tage später noch einmal zur Uniklinik, dieses Mal zum Kinderpsychologen. Von uns weiß er nur, dass ich mit der HNO-Ärztin gesprochen habe und diese mich an ihn weiterempfohlen hat. Worum es konkret geht, ist ihm bis zu unserem Zusammentreffen nicht bekannt. Er sieht unseren Sohn, unterhält sich ein paar Minuten mit mir und fragt mich dann, ob ich schon einmal an eine Genanalyse gedacht habe. Genanalyse? Habe ich da richtig gehört? Ich bin so perplex, dass ich erst mal gar nichts sagen kann. Das kann doch wohl nicht sein. Wie kommt dieser Mann nach nur wenigen Minuten darauf, an eine Genanalyse für unseren Sohn zu denken? Es gelingt dem Arzt tatsächlich, mit Michael einige Tests zu machen. Anschließend sprechen wir darüber, welchen Verdacht er hat. Und ich denke, ich höre nicht richtig, als er sagt: „Ich glaube, Ihr Kind leidet unter dem Fragilen-X-Syndrom." Ich frage ihn, wie er darauf kommt und warum ich bisher so viele Befunde bekommen habe, die anders lauten. Und warum er sofort etwas bei Michael sieht. Und warum all die anderen Ärzte das nicht gesehen haben. Ich bin wirklich perplex. Traurig und enttäuscht bin ich auch. Denn so sehr es mich freut, dass dieser Arzt es geschafft hat, innerhalb von nicht einmal einer Stunde unseren Sohn zu testen – ohne Tränen und ohne Kämpfe – so traurig bin ich, als er dieses Syndrom erwähnt. Denn nun scheint sich das zu verdichten, was bei den Gesprächen innerhalb der Familie schon hochgekommen ist: Verdacht auf „Fragiles-X-Syndrom".

Mit gemischten Gefühlen verlasse ich diesen Arzt. Warum bin ich nicht schon viel früher auf diesen Mann getroffen? Was hätte uns alles erspart bleiben können? Warum haben all die anderen Ärzte das nicht gesehen, was doch für diesen scheinbar mehr als offensichtlich ist? Nachdem ich seinen Verdacht gehört habe, verdichtet sich in mir der Gedanke, dass dies wohl die Antwort sein muss auf all meine Fragen der letzten Jahre. Die Antwort auf all das, was ich mir und meiner Umwelt bisher nicht erklären konnte. Die Antwort muss wohl „Fragiles-X-Syndrom" lauten.

Ich fahre noch einige Male zur Uniklinik. Die HNO-Termine nehmen kein Ende, weil – wen wundert es – Michael nicht so mitmacht, wie er soll. Diese ganzen Kämpfe mit dem Kind bei den Arztbesuchen. Und dann immer beide Kinder mit dabei, weil es niemanden gibt, bei dem ich sie lassen könnte. Ich bin am Ende meiner Kräfte. Anfang Juni liegt auch von der HNO-Abteilung der Universität ein Befund vor. Keine besonderen Auffälligkeiten beim Hörvermögen unseres Sohnes.

Mein Mann und ich überlegen lange hin und her, ob wir diesen Gentest machen lassen sollen. Schließlich entscheiden wir uns dafür. Wir wollen nun doch endlich wissen, was mit unserem Sohn los ist. Ein wenig hin- und hergerissen sind wir schon. Aber der Wunsch nach einer Klärung ist letztlich stärker, als die Angst vor dem, was danach vielleicht kommen mag.

Ende des Monats melde ich uns für ein Beratungsgespräch in einem Humangenetischen Institut an. Wir bekommen einen Termin für ein Gespräch, das Mitte März stattfinden soll. Auch hier wieder endlose Wartezeiten. Nun haben wir zwar einen Verdacht, was die Ursache für die Auffälligkeiten unseres Sohnes sein könnte, aber die Untersuchung, die uns die Bestätigung bringen kann, wird erst in drei Wochen stattfinden. Aber immerhin. Wir haben einen Termin.

März 1999

Anfang des Monats bekommen wir den schriftlichen Befund des Kinderpsychologen aus der Uniklinik mit allen Testergebnissen. Die nächste Frage, die es nun zu klären gilt, ist die, wie der zukünftige Weg für unseren Sohn aussehen soll. Ein weiteres Jahr wollen wir ihn unter keinen Umständen in dem Regelkindergarten belassen, in den er bisher geht. Was ihm da an Negativem widerfahren ist, ist mehr als genug. Und an Förderung ist dort ohnehin nicht zu denken. In die

Schule soll er eigentlich auch noch nicht gehen, weil wir insgeheim hoffen, dass er sich innerhalb des nächsten Jahres doch noch so weit entwickelt, dass er vielleicht bessere Startchancen hat. Wobei für uns nicht klar ist, welche Schule für ihn überhaupt in Frage kommt. So bemühen wir uns zunächst einmal um einen Platz in einem heilpädagogischen Kindergarten. Diese Plätze sind sehr rar, und es ist nicht einfach, sein Kind in einer solchen Einrichtung unterzubringen. Ein Platz in einem integrativen Kindergarten ist rein theoretisch ebenfalls möglich. Allerdings scheint uns die Gruppe dort zu groß zu sein. Die Regelschule meldet sich auch zu dieser Zeit, weil der Termin für die Schuleingangsuntersuchung ansteht.

Dann kommt der Tag, an dem wir ins Humangenetische Institut zum so genannten Beratungsgespräch fahren. Das Gespräch im Institut besteht in erster Linie darin, dass in der Familienhistorie nachgeschaut wird, ob es Menschen gegeben hat oder gibt, die eine Krankheit hatten oder haben, die auf eine Behinderung schließen lässt. Ein Stammbaum wird angelegt. Anschließend wird Michael begutachtet, und es wird ihm Blut abgenommen. Mir ebenfalls, denn allem Anschein nach muss ich die Überträgerin sein, sofern sich der genetische Defekt bei ihm nachweisen lässt. Nachdem alle Untersuchungen abgeschlossen sind, werden noch ein paar Fotos von uns gemacht, und dann dürfen wir nach Hause fahren. In etwa sechs Wochen, so sagt man mir, liegt das Ergebnis der Analyse vor. Wir würden dann zu einem weiteren Gespräch eingeladen werden. Noch einmal sechs Wochen warten. Wieder mehrere Wochen der Ungewissheit.

Im Kindergarten erwähne ich von dieser Untersuchung nichts. Nachdem unser Sohn durch die Information der Schulärztin, die sie unerlaubterweise an die Erzieherinnen weitergegeben hat, sowieso schon als Autist abgestempelt worden ist, sehe ich keinen Grund, diese Leute darüber zu informieren. Nur allzu gerne haben sie sich mit einem Schlagwort, das ihnen scheinbar etwas zu sagen schien, ihre eigene Meinung gebildet, von der sie nicht mehr abzubringen sind. Ich bin es einfach leid, gegen ihre Ignoranz anzuarbeiten. Das Reden über unseren Sohn und das Bemängeln seines Verhaltens hören ohnehin nicht auf.

Der Tag X

Ende April erhalte ich den Anruf vom Humangenetischen Institut. Eine Ärztin ist am Apparat und teilt mir mit, dass sie einen Termin für ein weiteres Gespräch mit mir vereinbaren möchte, da die Ergebnisse der Blutanalysen vorliegen. Alle Fragen können dann in dem persönlichen Gespräch geklärt werden. Am Telefon darf sie mir keine weiteren Auskünfte erteilen. Wir vereinbaren einen Termin in 14 Tagen.

Ein kleiner, aber folgenschwerer Fehler ist den Ärzten in der Humangenetik unterlaufen. Sie haben mir damals, vor 6 Wochen, als wir zur Blutentnahme dagewesen sind, gesagt, dass sie nur dann einen neuen Termin für ein weiteres Gespräch ausmachen werden, wenn die Analyse positiv ausfällt. Bei einem negativen Befund sei ein weiterer Besuch meinerseits nicht nötig. Somit stand von vornherein fest, dass eine Einladung zu einem weiteren Gespräch gleichbedeutend sein würde mit einem positiven Befund.

Und da ist sie nun, diese Einladung zu einem weiteren Gespräch. Nicht allein lassen wollen… Gemeinsam den Befund besprechen… Hilfe anbieten… Genau das Gegenteil ist vor ein paar Minuten geschehen. Sie lassen mich allein! Allein mit dem Befund. Allein mit dem Unfassbaren. Allein mit all meinen Gedanken, die sich langsam in meinem Kopf zu sammeln beginnen. Einen kleinen Teil dessen, was sich an diesem Tag in mir und um mich herum abgespielt hat, beschreibe ich im Folgenden.

Ein Vormittag im April

Ein Vormittag im April. Ich bin allein zu Hause. Es ist ein gewöhnlicher und ruhiger Vormittag. Er unterscheidet sich nicht wesentlich von denen der letzten Tage. Das Telefon klingelt. Ich nehme den Hörer ab. Ein kurzes Gespräch. Eine Terminabsprache. Das war es auch schon. Klick. Das Gespräch ist zu Ende.

Ja, das war er. Der Anruf, auf den ich seit sechs Wochen gewartet habe. Gerade eben erhielt ich ihn. Im Wohnzimmer. Bei uns zu Hause. An diesem Vormittag im April. Ich halte den

Hörer noch in der Hand. Bevor er mir entgleitet, lege ich ihn in die Ladestation zurück. Eine rasche Handbewegung. Sicher. Geübt. Kein Problem. Meine Hand, die gerade noch den Hörer hielt, hängt nun schlaff neben meinem Körper. Ich blicke hinüber zum Fenster. Ich schaue hinaus. Schaue hinaus – und sehe dennoch nichts. Ich rühre mich nicht vom Fleck. Stehe wie erstarrt noch immer an der Stelle, an der ich das Gespräch entgegengenommen habe. Ich höre nichts. Kein Laut dringt an mein Ohr. Stille. Rings um mich her. Nichts als Stille. Nur das Ticken der Wanduhr dringt an mein Ohr. In meinem Kopf ist nur ein einziger Gedanke. Pausenlos. Unaufhörlich. Immerfort. Immerzu. Immer derselbe. Immer nur:

Er ist positiv.
Nichts denken – nur diesen einen Gedanken.
Nichts fühlen – nur diese plötzliche Leere.
Nichts hören – nur das Ticken der Uhr.
Jede Sekunde ein kleiner Schlag.
Tick. Tack. Tick. Tack. Tick. Tack.
Die Zeit verrinnt.
Langsam. Stetig. Gleichmäßig.
Sekunden vergehen. Sammeln sich.
Werden zu Minuten im Strom der Zeit.
Tick. Tack. Tick. Tack. Tick. Tack.
Für mich jedoch ist die Zeit gerade stehen geblieben. Nichts rührt sich mehr. Nichts geht voran. Alles Stillstand. Alles bewegungslos. Wie in Watte gepackt, so stehe ich hier, höre das Ticken der Uhr – und spüre dennoch nicht das Fließen der Zeit. Ich weiß nicht, wie lange ich schon hier stehe. Ich spüre, wie ganz allmählich Leben in meinen Körper zurückkehrt. Ich löse mich aus der Erstarrung. Bewege mich auf den Tisch zu, der rechts von mir steht. Rücke einen der Stühle zurecht. Setze mich hin. Meinen Kopf auf die Hände gestützt sitze ich da und spüre, wie mein Herz schlägt. Ja. Mein Herz schlägt. Ruhig. Gleichmäßig. Im Takt der Sekunden ... Ich bin einigermaßen überrascht. Irgendwie scheint mir das nicht richtig zu sein. Irgendwie habe ich erwartet, dass absolut nichts mehr funk-

tionieren würde. Irgendwie habe ich wohl geglaubt, dass alles tot sein müsste nach diesem Gespräch. Ungläubig lausche ich in die Stille hinein. Spüre wieder meinen Herzschlag. Höre wieder das Ticken der Uhr.
Ich lasse meinen Blick über die Dinge schweifen, die sich um mich herum befinden. Alles wie immer. Nichts verändert. Scheinbar alles ganz normal. – Alles ganz normal?
ALLES GANZ NORMAL?
Was mache ich jetzt nur? Was soll ich bloß tun? Er ist positiv. Positiv. POSITIV!
Der Befund. Der Sohn. Alles positiv.
Wie verdreht die Bedeutungen doch manchmal sind, wie falsch die Worte. Wie kann ich etwas „positiv" nennen, wenn es doch absolut „negativ" ist?
Da sitze ich nun also hier und weiß, was ich doch eigentlich noch gar nicht hätte wissen dürfen.
Unser Kind ist behindert. Es ist geistig behindert. Nach mehr als sechs Jahren bekomme ich einen solchen Befund. Nach all der Zeit. Mein Gott, das kann doch nicht wahr sein. Nach all den Jahren. Warum hat das denn keiner früher gemerkt? Was mache ich nun? Was fange ich mit diesem Befund nur an? Mit diesem vernichtenden Befund. Mit diesem Urteil, das über mich und meine Familie gesprochen wurde. Geistig behindert. Verminderte Intelligenz. In der Entwicklung zurückgeblieben. Nie ein eigenständiges Leben führen. Immer auf Hilfe angewiesen sein. Wird er wenigstens Lesen und Schreiben lernen? Das doch zumindest – oder nicht einmal das? Etwas so Elementares. Wird er wirklich niemals selbstständig sein? Wie wird er später einmal leben? Warum haben die Ärzte das nicht schon früher festgestellt? Wie kann eine solche Behinderung nur so unbekannt sein in der Ärzteschaft? Jetzt weiß ich wenigstens, dass nicht alles an mir gelegen hat. All die Vorwürfe – die direkten wie die indirekten – die mir in den letzten Jahren immer wieder gemacht worden sind. Sein Verhalten, das immer wieder Stein des Anstoßes gewesen ist. Es hatte einen ganz anderen Grund. Eine ganz andere Ursache. Eine viel weiterreichende Ursache. Eine viel fatalere als

nur die banale Ursache „schlecht erzogen“. Wie wird das Leben jetzt weitergehen? Wie nur? Wohin wird es uns führen? Warum ausgerechnet wir? Warum ausgerechnet er? Er, der Liebenswürdige. Er, der Freundliche. Er – unser Sohn. Unser Erstgeborener. WARUM ausgerechnet ER? WARUM? Warum nur? Mein Gott, warum nur? NACH ALL DEN JAHREN!
Unsere kleine Tochter reißt mich aus meinen Gedanken. Sie will, dass wir nach draußen gehen. Ich schaue auf die Uhr und stelle fest, dass es ohnehin Zeit ist, aufzubrechen. Michael muss vom Kindergarten abgeholt werden. Das Leben „draußen“ geht einfach weiter. Es weiß nichts von meinen Gedanken. Es weiß nichts von diesem Telefonat, das ich an diesem Vormittag geführt habe. Das Leben „draußen“ geht einfach seinen Gang. Gerade so, als ob nichts geschehen wäre. Unsere Tochter und ich treten vor die Tür. Die Vögel singen, vereinzelte Frühlingsboten locken die ersten Hummeln an. Ein wenig scheint sogar die Sonne durch die Wolken hindurch. Alles wie immer.
ALLES WIE IMMER?
Für mich ist nichts mehr wie immer. Für mich ist nichts mehr, wie es einmal war. Ich gehe den Weg, den ich jeden Tag gehe. Ich grüße die Menschen in der Nachbarschaft wie jedes Mal, wenn ich sie treffe. Ich unterhalte mich mit unserer Tochter über die Dinge, die sie gerade sieht. Und doch ist nichts mehr so, wie es war. In mir ist eine Welt zusammengebrochen. In mir liegt alles in Scherben. Ich gehe meinen Weg – und bin doch eigentlich gar nicht da. Ich gehe meinen Weg und bin in Gedanken meilenweit entfernt. Ich gehe meinen Weg, den ich fast jeden Tag gehe. Automatisch. Ohne darüber nachzudenken. Ohne Empfindungen. Einfach leer. Einfach tot. Nichts mehr vorhanden. Innen drin. Alles leer und tot. Wir erreichen den Kindergarten. Ich höre den anderen Müttern bei ihren Gesprächen zu. Ich sage kein Wort. Ich bin überhaupt nicht bei der Sache. Ich hoffe nur, dass möglichst bald die Tür geöffnet wird, damit ich unseren Sohn abholen und möglichst schnell wieder nach Hause gehen kann. Nach Hause. Ja, nach Hause. Das ist alles, was ich jetzt will. Einfach nur ganz schnell

wieder nach Hause gehen. Mit niemandem reden. Von keinem angesprochen werden. Unser Kind abholen und gehen. Als ich Michael sehe, versetzt es mir einen Stich ins Innerste. Er, der doch so ein netter Kerl sein kann. Er, der so charmant sein kann. Er, mit dem ich so herrlich lachen kann.
ER SOLL BEHINDERT SEIN?
Für den Rest seines Lebens? ER? Warum nur? Womit hat er das verdient? Warum ausgerechnet er? Warum ausgerechnet wir? Warum? WARUM?
Ich streiche ihm sanft über den Kopf, und wir gehen ganz friedlich nach Hause. Nach dem Mittagessen machen wir alle Pause. Ich lege mich aufs Sofa, wickele mich in meine Decke ein, und versuche, nichts zu denken.
Es gelingt mir nicht.
Der Tag dehnt sich in die Länge, will gar kein Ende nehmen. Ich gehe mit den Kindern auf den Spielplatz. Das Abendessen muss gemacht werden. Die Kinder werden ins Bett gebracht. Mein Mann kommt nach Hause. Ich lasse ihn erst einmal etwas essen, bevor ich ihm von dem Telefonat erzähle. Das Reden darüber manifestiert nur noch mehr das Gehörte. Wir sind beide ziemlich wortkarg an diesem Abend. Der Schock sitzt tief.

Erst in zwei Wochen wollen die Ärzte vom Humangenetischen Institut mit mir über den Befund reden. Also noch einmal warten.

WARTEN – WARTEN – WARTEN.

Auf irgendwelche Befunde. Auf irgendwelche Termine. Auf irgendwelche Gespräche. Ich bin es leid. Ich will nicht mehr warten. Was ist das nur für ein System, das mich ständig warten lässt, anstatt endlich eine konkrete Antwort auf meine konkrete Frage zu geben? Meine Geduld wird wirklich auf eine harte Probe gestellt.

Offiziell – Die Bekanntgabe des Befundes

Zwei Wochen nach dem Anruf vom Humangenetischen Institut fahre ich also noch einmal dorthin. Im Grunde empfinde ich diesen zweiten Besuch als überflüssig, denn ich weiß ja schon, wie das Ergebnis der Blutprobe ausgefallen ist. Ich fahre dennoch hin, denn ich verspreche mir wenigstens etwas Hilfe von den dortigen Ärzten. Wir treffen uns im Untersuchungszimmer, in dem wir schon vor zwei Monaten waren. Die Ärztin, die damals alle Untersuchungen vorgenommen und alle Fragen gestellt hat, ist auch heute wieder da. Sie tritt freundlich-distanziert auf. Sie legt mir den Befund vor und erklärt, dass unser Sohn positiv getestet wurde. Das heißt, dass bei ihm der genetische Defekt nachgewiesen werden konnte, der den Namen „Fragiles-X-Syndrom" trägt. Ich für meinen Teil habe den Überträgerstatus. Ich lese mir den Bericht durch, lasse mir die Fachausdrücke erklären. Ich bin relativ teilnahmslos. Breche nicht zusammen. Verspüre eigentlich nur eine große Leere im Kopf. Nun habe ich es also schwarz auf weiß. Unser Kind ist behindert. Es hat einen genetischen Defekt. Und ich bin die Überträgerin dieses ganzen Übels. Was ich wirklich als fatal empfinde ist, dass meine Werte nur ganz knapp über denen gesunder Menschen liegen. Ich hätte also fast einen gesunden Jungen bekommen können. Traurig, denke ich. Wirklich traurig. Hätte mir und uns das nicht erspart bleiben können? Ich frage die Ärztin nach Hilfen, die sie mir anbieten kann. Sie erwähnt eine Selbsthilfegruppe, an die ich mich wenden kann. Die Adresse ist mir bereits bekannt. Und darüber hinaus? Sonst noch irgendwelche Hilfen? Ich könne sie jederzeit fragen, wenn es weitere Probleme gäbe. Ansonsten könne sie mir auch nichts weiter sagen. Das war es. Ich bedanke mich. Das Gespräch ist beendet.

Eine Stunde später sitze ich wieder in meinem Auto und befinde mich auf der Heimfahrt. Erst jetzt kommen langsam die angestauten Gefühle aus mir heraus. Laut schimpfend und fluchend fahre ich nach Hause. Tränen laufen mir über das Gesicht. Unsere kleine Tochter, die hinter mir im Auto sitzt, schaut etwas verunsichert. Sie traut sich nicht, mich anzusprechen.

Später am Tag rufe ich bei der Selbsthilfegruppe an und spreche mit Frau E. Auch sie kann mich nicht trösten. Es ist, wie es ist. Ändern können wir es leider beide nicht. Aber es tut gut, mit einem Menschen darüber reden zu können, der ebenfalls betroffen ist.

Die spärliche Hilfe, die ich durch das Humangenetische Institut erhalten habe, bringt mich nicht weiter. Ich sitze zu Hause und denke darüber nach, was jetzt wohl zu machen ist. Ich blättere in der Literatur, die sich in den letzten Wochen hier zu diesem Thema angesammelt hat. Was ich lese, macht mir wenig Hoffnung. Die Prognosen hören sich eher düster an. Die Aussichten auf ein halbwegs normales Leben für unseren Sohn scheinen ziemlich gering zu sein. Jungen sind im Allgemeinen schwerer betroffen als Mädchen. Zwei der drei Mädchen von Frau E. habe ich schon einmal kennengelernt. Das Ausmaß der Behinderung ihrer jüngsten Tochter macht mir wenig Hoffnung. Wenn ich bedenke, dass Mädchen weniger schwer betroffen sein sollen… Ich denke darüber nach, dass ich niemanden sonst kenne, der eine geistige Behinderung hat. Ich kann mir irgendwie gar nicht richtig vorstellen, was das für Konsequenzen hat und haben wird. Für unseren Sohn. Und auch für uns. Ich frage mich, was aus ihm werden wird. Wie schwer ist er nun wirklich betroffen? Was wird er tatsächlich einmal lernen können? Wird er „nur" eine Lernschwäche im mathematischen Bereich haben, was die leichteste anzunehmende Behinderung wäre? Oder wird er schwer(er) geistig behindert sein? Wie kann ich ihn fördern? Wer hilft mir weiter? Wer kennt sich mit diesem genetischen Defekt aus? Meine Gedanken beginnen, sich im Kreis zu drehen. Sie verfolgen mich bei jedem Schritt. Ich werde wütend. Ich werde zornig. Ich will nicht, dass es so ist, wie es ist. Ich will nicht akzeptieren, was ich heute mündlich und schriftlich bestätigt bekommen habe.

Am Ende dieses Tages überwiegt die Traurigkeit. Die Traurigkeit darüber, dass das zur Gewissheit geworden ist, von dem ich insgeheim in den letzten Wochen doch irgendwie gehofft habe, dass es nur ein böser Traum sei, dass vielleicht doch nur ein Irrtum vorläge, dass das alles nicht wahr sein würde. Heute haben sich all die kleinen Hoffnungen zerschlagen, heute sind all die leisen Zweifel zur Gewissheit geworden. Heute hat sich manifestiert, was nicht hätte sein sollen, was nicht hätte sein dürfen.

Seit heute steht unumstößlich fest, dass unser Kind behindert ist. Es ist geistig behindert.

Als ich noch jünger war, war meine größte Angst, irgendwann einmal ein behindertes Kind zu bekommen. Ein Kind, dem man deutlich ansehen würde, dass es nicht gesund ist. Jetzt habe ich nach mehr als sechs Jahren plötzlich ein behindertes Kind.

Ansehen kann man es ihm nicht.

Chaos – Was sich im Innern abgespielt hat

Gefühle/Negatives

Die ersten Tage und Wochen nach der Diagnose verlaufen für mich sehr wechselhaft. Ich ziehe mich in mich selbst zurück. Ich erlebe die Außenwelt nur noch schemenhaft. Ich lebe mechanisch. Ich funktioniere einfach. Sonst nichts. Ich gehe meinen Verpflichtungen nach, als sei nichts geschehen.

In mir tobt derweil ein gewaltiger Sturm. Meine Gedanken überschlagen sich. Meine Gefühle überfluten mich. Neben der Enttäuschung, neben dieser unendlichen Traurigkeit, die sich durch die Tage zieht wie ein dunkles Wolkenband, gibt es noch viele andere Gefühle, die sich einstellen: Wut, Zorn, Verzweiflung, Hoffnungslosigkeit, Resignation. Es sind die negativen Gefühle, die in dieser Zeit vorherrschen. Sie sind hartnäckig. Sie lassen mich nicht los. Sie beherrschen meine Tage. Sie lähmen mich, drücken mich nieder, verändern mich. Ich habe das Empfinden, nicht mehr ich selbst zu sein. Sie sind so massiv, dass ich das Gefühl habe, sie nie wieder abschütteln zu können.

Dann folgen Auflehnung, Widerstand, Ablehnung. Ich wehre mich. Ich wehre mich gegen das, was doch medizinisch einwandfrei nachgewiesen ist. Ich wehre mich gegen die Tatsache, dass unser Kind behindert sein soll. Nein, es muss heißen, gegen die Tatsache, dass unser Kind behindert IST. Denn daran gibt es keinen Zweifel. In mir jedoch gibt es diesen Zweifel. Ja! Ich kann und will einfach nicht glauben, dass das, was ich über dieses Syndrom lese und höre, unseren Sohn tatsächlich betrifft. Ich hege die leise Hoffnung, dass es bei ihm anders sein wird. Anders, als bei den Fällen, die in der Literatur beschrieben wurden. Ich hoffe, dass die Schwere der Betroffenheit bei ihm in dieser Form nicht vorhanden ist. Ich vergleiche das Gelesene mit meinen eigenen Erfahrungen. Leider finden sich recht viele Übereinstimmungen mit dem, was die Literatur an syndromspezifischen Symptomen für mich bereithält. Es gibt aber auch ein paar Dinge, ein paar Verhaltensmuster, die ich in der beschriebenen Form bei unserem Sohn so nicht entdecken kann. Daran halte ich mich fest. Das sind die kleinen Inseln der Hoffnung, die zu großen Ländern werden in meinem inneren Kampf um Verstehen, Akzeptanz und Annehmen der Situation. Immer wieder versuche ich, mir Mut zu machen. Immer wieder versuche ich, das Gute zu sehen. Es fällt mir unendlich schwer in dieser ersten Zeit nach der Diagnose. Es funktioniert einfach nicht. Die negativen Gedanken und Gefühle sind zu mächtig. Tage voller Traurigkeit und Resignation. Tage voller Tränen. Tage voller Einsamkeit. Traurige Tage.

Im Rückblick stelle ich fest, dass das erste Jahr nach dem Erhalt des Befundes für mich zusammengeschmolzen ist zu einer einzigen Aneinanderreihung von tiefen Löchern, in die ich hineingefallen bin. Abgründe, aus denen ich nur unter Aufbietung all meiner Kräfte mit Mühe wieder herausgekommen bin. Und auch das nur ganz allmählich. Wie oft fühle ich mich überfordert. Wie oft habe ich das Gefühl, nicht mehr weiter zu wissen. Und das neben all den kleinen und großen Anforderungen, die das tägliche Leben außerhalb meiner Gefühlswelt ganz real für mich bereithält. Mein Leben, das plötzlich das Leben mit einem behinderten Kind ist. Mein Leben, das scheinbar nur noch aus dem Thema „Behinderung" zu bestehen scheint. Mein Leben, zu dem mehr Personen mit all ihren Wünschen und Forderungen gehören, als nur dieses eine „Sorgenkind". Wie soll ich allen gerecht werden? Wie soll ich alle Anforderungen bewältigen, wenn ich mich selbst in einem Ausnahmezustand befinde? Wie nur dieses Leben leben, das ich mir so nun wirklich nicht vorgestellt habe? Wie nur fertig werden mit all diesen neuen und unbekannten Dingen?

Die Zeit nach dem Erhalt der Diagnose ist durch eine Art Wellenbewegung gekennzeichnet. Zeiten voller Niedergeschlagenheit lösen sich ab mit Zeiten großer Aktivitäten und kleiner Hoffnungen. Ich sammle Informationen. Ich suche Fachleute auf. Ich verschlinge alle Literatur, die mir zum Thema in die Finger kommt. Dann, wenn das Maß voll ist, versuche ich, Abstand zu gewinnen. Distanz ist nötig. Die Beschäftigung mit dem Thema belastet mich nach einer gewissen Zeit zu sehr. Ich lege eine Pause ein und distanziere mich von allem, was damit zu tun hat. Meine Kraft reicht nicht für mehr. Und ich möchte auch wieder einmal das Gefühl verspüren, ein Leben fernab von Behinderung, Förderung, Unterstützung, nervlicher Belastung und allem, was sonst noch so dazu gehört, zu leben. Die Distanz ist dringend nötig. Ich habe das Gefühl, dass ich diese Belastung sonst nicht durchstehe.

Fragen

Anfangs fühle ich mich aus der Bahn geworfen. Ich verliere den Boden unter den Füßen. Ich kann zu diesem Zeitpunkt nicht ermessen, was der Befund für uns alle bedeutet. Unzählige Fragen gehen mir durch den Kopf. Wie wird unser Leben weitergehen? Was werden wir unternehmen müssen? Was werden andere dazu sagen, wenn sie hören, dass Michael behindert ist? Wem soll ich überhaupt davon erzählen? Und – wie soll ich es sagen?

Fragen an die Zukunft tauchen auf. Wie wird das Kind sich entwickeln? Was wird es später einmal machen? Was kann oder muss getan werden, um dem Kind alle Möglichkeiten für eine gute Entwicklung mit auf den Weg zu geben? Welche Fördermöglichkeiten gibt es? Und: Gibt es irgendwo Hilfen? Wo sind die Fachleute, die sich wirklich mit diesem Syndrom auskennen? Was wird sein, wenn wir Eltern einmal nicht mehr da sind? Wer kümmert sich dann um Michael? Wo wird er dann wohnen? Wird er gut aufgehoben sein? Was sind seine Perspektiven in diesem Leben, das doch in erster Linie durch Werte wie „jung, dynamisch, erfolgreich" geprägt ist, und in dem so wenig Platz ist für all das, was außerhalb der Norm liegt? Es sind sehr existenzielle Gedanken, die mir in diesen Tagen durch den Kopf gehen. Natürlich gibt es naheliegendere Gedanken als die an Michaels Leben nach unserem Tod. Aber in der ersten Zeit nach der Diagnose kann ich all diese Gedanken nicht nach ihrer Wichtigkeit sortieren. Alle scheinen im Augenblick gleichermaßen dringlich. Die Fülle der Gedanken erschlägt mich zunächst, denn ich weiß viel zu wenig darüber, wie behinderte Menschen in unserer Gesellschaft leben.

Eine der brennendsten Fragen in der ersten Zeit lautet: *Warum ausgerechnet er?*

Immer dann, wenn ich Michael anschaue, muss ich an den Befund denken. Ich kann irgendwie nicht glauben, dass er wirklich von diesem Syndrom betroffen ist. Er sieht so völlig „normal" aus. Er ist freundlich, charmant, liebenswürdig. Einfach ein netter Kerl. Warum muss ihm so etwas widerfahren? Warum muss ausgerechnet er betroffen sein? Womit hat er das verdient? Und vor allem: Wie soll ich ihm das alles erklären? Was soll ich ihm sagen, wenn er mich später einmal fragt, warum gerade er betroffen ist? Ich weiß nicht, was ich ihm darauf einmal antworten werde. Ich habe ja nicht einmal für mich selbst die Antwort parat. Natürlich, rein biologisch betrachtet, erbt er dieses Syndrom von mir. Aber ich gebe es doch nicht absichtlich an ihn weiter. Bis vor kurzem wusste ich ja selbst nicht einmal, dass ich es in mir trage. Mit wem also, wenn schon nicht mit mir selbst, kann ich ins Gericht gehen? Mit wem also soll ich hadern? Mit dem Schicksal? Mit meinen Vorfahren? Mit Gott?

Ich weiß nicht mehr, wie viele Tage, Wochen oder Monate ich damit zubringe, eine zufrieden stellende Antwort auf die Frage nach dem „Warum" zu erhalten. Es dauert sehr lange, bis ich auch mal wieder etwas anderes denken kann, wenn ich an unseren Sohn denke.

Auch heute noch, beim Schreiben dieser Erinnerungen, kommen diese Fragen aus den Tiefen wieder an die Oberfläche empor. Sie sind nicht vergessen. Sie sind nicht verdrängt. Aber sie sind in den Hintergrund getreten. Antworten kann ich auf diese Fragen bis heute nicht geben. Ich habe keine befriedigenden Antworten. Ich lerne, ohne diese Antworten zu leben.

Im Laufe der Zeit lerne ich auch, die Dinge etwas zu relativieren, die uns passieren. Irgendwann schaue ich wieder ein wenig über meinen eigenen Tellerrand hinaus, und ich sehe dort, dass es um uns herum genügend anderes Elend gibt, das ebenso seine Berechtigung hat, nach dem „Warum" zu fragen, wie auch ich diese Berechtigung für mich in Anspruch nehme. Auch heute noch.

Es hört dennoch nicht auf, das Hadern. Nicht bei mir, und auch bei vielen anderen betroffenen Eltern nicht. Immer dann, wenn ich mir vorzustellen versuche, wie weit unser Sohn sein könnte, wenn er sich seinem Alter entsprechend entwickeln würde und nicht von dieser Behinderung betroffen wäre, immer dann kommt es wieder. Das Hadern. Mit wem auch immer.

Positives

Der Erhalt des Befundes hat nicht nur negative Auswirkungen. Nach all den Monaten voll falscher Diagnosen, nach all der Rennerei zu Ärzten und Institutionen, ist es geradezu eine Erlösung, endlich die Antwort auf die Frage zu erhalten, die mich schon so lange beschäftigt. Endlich weiß ich, was mit Michael los ist. Endlich ist klar, dass Michael krank ist. Endlich gibt es einen Namen für das Unbenennbare. Mir fällt ein großer Stein vom Herzen. All die Jahre habe ich mir anhören müssen, was in der Erziehung anders zu machen sei. All die Jahre habe ich mir anhören müssen, was unser Kind nicht kann, nicht will, oder nicht richtig macht. All die Jahre hege ich leise Zweifel daran, ob mit unserem Kind alles in Ordnung ist. All die Jahre. Vor allem die Jahre im Regelkindergarten, in denen meine Nerven auf eine harte Probe gestellt wurden, finden in der Diagnose endlich eine Erklärung, die auch mich entlastet. Entlastung von dem Vorwurf, unser Kind nicht richtig erzogen zu haben. Entlastung von dem Vorwurf, eine schlechte Mutter gewesen zu sein. Es ist eine Entlastung der besonderen Art. All die Zweifel, die meine eigenen Fähigkeiten betreffen, lösen sich in Luft auf. Ein ganz unglaublicher Druck wird mir von der Seele genommen. Bittersüß ist diese Freude, bittersüß diese Erkenntnis. Bittersüß, weil der Grund für meine Entlastung alles andere als erfreulich ist. Und dennoch: Es tut mir gut, nach all den Jahren so etwas wie eine Rehabilitierung zu erfahren. Es ist also doch nicht alles nur meine Schuld. Es hat also doch nicht alles einzig an meinen vermeintlich unzureichenden Erziehungsmaßnahmen gelegen. Nur ganz langsam sickert diese Erkenntnis bis in mein Bewusstsein durch. Je mehr ich darüber nachdenke, desto mehr angestaute Wut löst sich aus meinem Innern und kommt an die Oberfläche. Wut auf all die erlittenen Ungerechtigkeiten, die mir zuteil geworden sind, weil keiner mir in all den zurückliegenden Jahren sagen konnte, was unser Kind nun tatsächlich hat. Wut auf all die ausgesprochenen oder indirekten Vorwürfe, die ich mir von verschiedenster Seite anhören musste. Wut auf all diejenigen, die es immer besser gewusst haben. Es ist wie ein tiefes Luftholen nach ewig langer Zeit unter Wasser. Es ist ein ganz ungemein gutes Gefühl.

Die Angeklagte wird in diesem Punkt vom Vorwurf der Verfehlung freigesprochen. Mehr süß als bitter.

Nicht ganz so „süß" ist dagegen eine andere Erkenntnis. Nämlich die, wie viele Ungerechtigkeiten unserem Sohn in Unkenntnis seiner Krankheit widerfahren sind. Und da sehe ich vor allem mein eigenes Verhalten ihm gegenüber. Ich habe immer versucht, ein gesundes Kind zu erziehen. Wie oft bin ich ihm mit Ungeduld begegnet, wie oft war ich ungerecht zu ihm, wie oft habe ich mit ihm geschimpft, ohne dass es gerechtfertigt gewesen wäre. Und wie viele Ungerechtigkeiten hat er erfahren müssen durch all die anderen Menschen, die ihm auf seinem bisher noch kurzen Weg ins Leben begegnet sind. Wie viel Ablehnung hat er spüren müssen. Wie stark ist an seinem Selbstwertgefühl gekratzt worden. Und all dies, weil keiner wusste, dass er behindert ist. Welch bittere Erkenntnis.

Etwas Gutes gibt es trotz alledem. Ich kann mit unserem Sohn viel gelassener umgehen, seit ich Kenntnis von seinem Befund habe. Ich kann viele seiner Verhaltensweisen besser erklären. Ich bekomme die Chance, ihn so anzunehmen, wie er ist. Welch süße Erkenntnis. Sie ist verbunden mit einer großen Gelassenheit. Ein weiterer Stein fällt mir vom Herzen. Ein kurzer Moment voll Freude und Glück.

Das Wissen um Michaels Behinderung macht mir den Umgang mit ihm leichter. Natürlich ändert sich dadurch nichts an den alltäglichen Schwierigkeiten, mit denen wir alle zu kämpfen haben. Aber wir wissen jetzt zumindest, wo deren Ursprung liegt.

Rituale – Was einen beschäftigen kann

Das Wissen um Michaels Krankheit erleichtert es uns, gewisse Verhaltensweisen von ihm besser zu verstehen. Ich erkenne, dass er sich in bestimmten Situationen nicht aus Trotz anders verhält, als ich es bei einem Kind seines Alters erwarte, sondern dass es für ihn einfach entscheidend wichtig ist, dass Abläufe ein spezielles Muster erhalten, damit er sie wiedererkennt und sich sicher fühlen kann. Diese Abläufe nenne ich „Rituale".

Rituale spielen in Michaels Leben eine herausragende Rolle. Sie bestimmen nicht nur sein, sondern in besonderem Maße auch unser Leben. Rituale dienen der Strukturierung. Sie erleichtern das Wiedererkennen von Gewohntem. Sie erzeugen Sicherheit. Rituale gibt es für Michael in den unterschiedlichsten Situationen. Für den Rest der Familie sind diese Rituale manchmal sehr hilfreich, oft erschweren sie uns aber auch den Umgang mit Michael ganz ungemein. Rituale sind dadurch gekennzeichnet, dass sie einem strengen Ablauf folgen, an bestimmte Zeiten, Personen, Gegenstände oder Aktivitäten gebunden sind. Eine kleine Auswahl beliebter Rituale stelle ich hier vor.

Aufstehen

Mein Wecker soll um 6.30 Uhr schellen. Es sind Schulferien, und ich könnte eine halbe Stunde länger schlafen als sonst. Als ich aufwache und auf die Uhr schaue, ist es 5.55 Uhr. Durch die geöffnete Schlafzimmertür höre ich Geräusche aus dem Nachbarzimmer. Eine Tür geht auf und wird wieder zugedrückt. Wiederholt. Beim dritten Mal stehe ich auf. Unser Sohn ist wach. Damit das Türöffnen und -schließen ein Ende hat, muss ich aufstehen. Das immer gleiche Morgenritual wartet auf mich. Ich gehe zu ihm ins Zimmer, um ihm einen guten Morgen zu wünschen. Ich erkläre ihm zum x-ten Mal, dass er morgens die Tür nicht ständig öffnen und wieder schließen soll. Dann bitte ich ihn – ebenfalls zum x-ten Mal – dass er das Radio nicht so laut stellen soll, weil die anderen Familienmitglieder dann nicht mehr schlafen können. Ich greife nach dem Kassettenrekorder, um ihn leiser zu stellen. Wenigstens die anderen sollen länger schlafen dürfen als ich. Michael ist hellwach und hat schon gehörig sein Zimmer verwüstet. Er ist schon weitaus länger auf den Beinen als ich und hatte genügend Zeit, sich mit allem zu beschäftigen, was ihm in die Finger gekommen ist. Leider ziemlich konfus und destruktiv. Sich allein sinnvoll zu beschäftigen ist für ihn sehr schwierig. Der Fußboden ist bedeckt mit zerrissenen Papieren, Spielzeug, Büchern, Kleidungsstücken. Auf dem Schreibtisch sieht es auch nicht viel besser aus. Das war gestern Abend noch anders. Da lag alles auf seinem Platz, der Boden war ohne Probleme begehbar.

Ich sage ihm, dass ich schnell zur Toilette gehe und er dann angezogen wird. Da fällt ihm ein, dass er selbst erst mal auf die Toilette muss. Das geht nicht ohne erhebliche Geräuschentwicklung vonstatten. Ich verschiebe also mein Vorhaben und folge ihm rasch, denn er muss an Lenas Zimmer vorbei. Ihre Tür ist nur angelehnt, und wenn ich nicht schnell genug bin, dann macht er das Licht bei ihr an und weckt sie. Das kann er in unglaublicher Geschwindigkeit. Also gehe ich ihm schnell nach. Ich warte bei ihm, bis er fertig ist. Er geht zur Toilette, erledigt sein Geschäft, und ich muss ihn wieder anziehen. Ist er nicht korrekt angezogen, dann fängt er an zu maulen, nicht eben leise und sehr nachhaltig. So schnell er im Bad war, so schnell ist er wieder in seinem Zimmer. Leider hat er wieder nicht daran gedacht, die Spülung zu betätigen, den WC-Deckel zu schließen oder sich gar die Finger zu waschen. Wenn ich nicht daneben stehen bleibe und ihm alles erkläre oder ihm die entsprechenden Anweisungen gebe, dann macht er es nicht. Also muss ich ihn wieder aus dem Zimmer zum Bad zurückholen und ihm bei diesen Tätigkeiten behilflich sein bzw. ihm sagen, was zu tun ist. Anschließend gehe ich selbst auf die Toilette und beginne mich anzuziehen. Brauche ich zu lange, dann wird Michael ungeduldig und dreht das Radio laut an. Oder er steht vor der Badezimmertür und mault dort so lange herum, bis ich wieder herauskomme. In beiden Fällen weckt er garantiert mit seinen Aktionen die anderen Familienmitglieder.

Also ziehe ich mir nur rasch etwas über und gehe gleich wieder in sein Zimmer. Dort liegt, wenn ich Glück habe, die Wäsche noch ordentlich bereit, die ich am Vorabend herausgesucht habe, damit er sie morgens gleich anziehen kann. Das Kind aus dem Schlafanzug heraus- und in die Tageskleidung hineinzubefördern, ist schon ein Kraftakt für sich. Er soll lernen, sich selbstständig an- und auszukleiden. Es fängt schon damit an, dass er Mätzchen macht, wenn ich ihm sage, dass es Zeit ist, sich anzukleiden. Meist springt er davon, lenkt durch andere Dinge vom Geschehen ab. Ist er an einem Morgen willig, so zieht er sich den Schlafanzug teilweise selber aus. Ist er unwillig, muss ich ihm helfen. Ist der Schlafanzug einmal ausgezogen, fliegt er im hohen Bogen durch das Zimmer, was unseren Sohn ziemlich belustigt. Mich macht es eher sauer. Um diese Uhrzeit bin ich für derlei Späße nicht sehr empfänglich. Bis er den Schlafanzug aufgehoben und an die richtige Stelle gelegt hat, vergeht einige Zeit. Meist muss ich vorher noch die Hosenbeine und die Ärmel vom Oberteil umdrehen, denn beides wird so ausgezogen, dass es auf links gedreht ist. Meine Versuche, ihm beizubringen, wie man die Wäsche wieder richtig herumdreht, stoßen auf ein geteiltes Echo. Manchmal macht er freiwillig den Versuch, alle Teile richtig herum zu drehen. Manchmal interessiert ihn das herzlich wenig. Die Bitte um die Unterhose, die allmorgendlich zu wechseln ist, bedarf einigen guten Zuredens. Die Einsicht in die Notwendigkeit einer täglich sauberen Unterhose ist noch nicht da. Außerdem will er das Modell selbst aussuchen. Meist findet erst das dritte oder vierte seinen Zuspruch.

Also, der Schlafanzug ist weggeräumt, die Unterhose frisch angezogen. Dann kommen wir zu den Socken. Und bitte genau die Reihenfolge einhalten! Wehe, ich halte mich nicht daran und will erst das T-Shirt oder gar die lange Hose anbieten. Dann bekomme ich Ärger in Form von Widerstand seinerseits. „Nein, nein, nein, Mama. Erst die Socken.“ Kleiner Wutausbruch seinerseits. Kind den Tränen nahe. Also erst die Socken. Habe ich am Abend zuvor die falsche Wahl getroffen, stürmt Michael zur Schublade und sucht ein anderes Paar heraus. Zeit vergeht. Sockenpaare verteilen sich hier und da, manchmal finden sie auch den Weg zurück in die Schublade. Endlich ist das richtige Paar gefunden. Selber anziehen oder anziehen lassen? Die Tagesform entscheidet. Nach den Socken ist die Jeans dran. Spätestens hier muss ich helfend eingreifen, denn er kann den Reißverschluss und den Knopf nicht allein schließen. Der Gürtel bereitet auch noch Schwierigkeiten. Ohne geht es aber nicht, da ihm sonst die Hose vom Hintern rutscht. Schließlich sind wir beim Pullover angekommen. Wo vorne und hinten ist, kann von Michael nicht immer genau ermittelt werden. Also müssen wir gemeinsam den richtigen Eingang suchen. Sind die Ärmel zu lang, krempele ich sie um. Das Kind ist soweit fertig. Ich entferne eventuell liegen gebliebene Kleidungsstücke, sofern mir die Zeit dafür bleibt. Denn das Zimmer von Lena samt Bewohnerin lockt schon wieder ganz ungemein. Michael wuselt in Windeseile aus seinem Zimmer hinaus und hin zu ihrem. So schnell kann ich gar nicht hinterher. Mit einem Seufzer begrüße ich unsere Tochter, die gerne noch länger geschlafen hätte. Mein Seufzer ist auf die nächsten Aktionen von Michael gerichtet.

Ich helfe Lena in ihre Socken und den Morgenmantel. Derweil ist Michael aber schon die Treppe herunter gegangen. Er nimmt die Stufen nicht korrekt, sondern jede Stufe mit beiden Füßen, aber er ist immer noch schneller unten als ich mit Lena. Bis ich endlich unten angekommen bin, hat er schon mal eine Flasche Wasser aus dem Kühlschrank geholt und gießt allen etwas ein. Wenn ich Glück habe, schließt er den Kühlschrank, bevor er mit der Flasche zum Tisch eilt. Meist werden die dort stehenden Gläser bis zum Überlaufen gefüllt. Also muss ich erst mal die Pfützen wegwischen, bevor ich mich um das Frühstück kümmern kann. Ich erkläre Michael, wie man die Gläser korrekt füllt, beaufsichtige den Transport der Glasflasche zurück in den Kühlschrank und versuche dann, ihn zu einer etwas langsameren Gangart anzuhalten. Er begrüßt dann seine noch ziemlich verschlafene Schwester lautstark, was die aber noch gar nicht gut haben kann. Das versteht er dann wiederum nicht. Kaum drehe ich den beiden den Rücken zu, bekommt sie von ihm einen Klaps auf den Körper, der sie zu lautem Geheul veranlasst. Also erst mal ein Kind rügen, dann das andere trösten. Danach der zweite Versuch, das Frühstück zu machen. Ich zitiere Michael in die Küche, damit er sich sein Brettchen und ein Messer besorgt. Ich organisiere Butter und Belag. Während er versucht, sein Brot zu streichen, versuche ich, zeitgleich mit Lenas Broten fertig zu werden.

Passe ich einen Augenblick nicht auf, ist das Stück Butter nicht mehr als solches zu identifizieren. Denn Michael traktiert es mit dem Messer. Wenn es ihm nicht schnell genug geht, was fast immer der Fall ist, sticht er das Messer mitten in die Butter und sagt, dass ich ihm die Butter verteilen soll. Den Belag versucht er dann selbst zu verteilen. Durchschneiden ist wieder mein Job. Danach bitte ich ihn, sich an den Tisch zu setzen und in Ruhe zu essen. Das ist für ihn nicht so einfach, denn er möchte gerne sehen, was ich mache. Außerdem schreibt sein Ritual vor, dass als nächstes die Zeitung hereingeholt wird. Also springt er zur Tür. Ich hinterher, alles andere liegen lassend, denn sonst bleibt die Tür geöffnet, bis ich komme. Ist die Zeitung endlich auf dem Tisch, bestehen gute Chancen, dass gefrühstückt wird. Aber nur, wenn Michael einen Teil der Zeitung bekommen hat. Nachahmung … Ich versuche, mir auch ein Frühstück zu machen. Wenn ich am Tisch sitze, ist es möglich, dass auch er mal fünf Minuten sitzen bleibt. Von Ruhe kann dennoch keine Rede sein, denn sein Mundwerk steht keine Sekunde still.

Zähne putzen

Ich rufe Michael, damit wir die Zähne putzen können. Wenn die Zeit genehm ist, kommt er ins Bad gelaufen. Lichtschalter andrücken. Wasserhahn aufdrehen. Auf den Toilettendeckel setzen. Ich mache das Licht wieder aus und schließe den Wasserhahn. Handtuch umlegen. Zahnbecher und -bürste vorbereiten. Zähne putzen. Wasserbecher nehmen. Wasser trinken. Mund mit dem Handtuch abwischen. Handtuch auf den Boden schmeißen. Bad verlassen. Licht wieder an. Ich rufe ihn zurück, damit er das Handtuch aufhängt und das Licht wieder ausmacht. Wenn er nicht zurückkommt, muss ich das erledigen. Ich gehe zu ihm und erkläre ihm, wie er sich im Bad korrekt zu verhalten hat. Wenn die Zeit nicht genehm ist, gehe ich zu ihm, rede ihm gut zu, erkläre ihm, warum jetzt Zeit zum Zähne putzen ist. Ich nehme mehrere Anläufe. Irgendwann bin ich entnervt und sauer. Irgendwann kommt er dann.

Das Haus verlassen

Wenn ich ankündige, dass wir gleich gehen werden, dann bedeutet gleich „sofort". Michael läuft los, holt seine Schuhe aus der Garderobe, reißt seine Jacke vom Bügel, trägt alles zu mir und wirft es mir vor die Füße. „Mama, anziehen." Ich sage: „Ja, Moment." Er kann nicht warten. Ich lasse alles stehen und liegen, um ihm beim Anziehen zu helfen – oder er bekommt einen Wutanfall und heult und mault so lange herum, bis ich Zeit habe, ihm zu helfen. Erst die Schuhe, dann die Jacke. Dann ist er fertig. Das bedeutet, dass seiner Meinung nach „alle" fertig sein müssen. Keine Minute Aufschub möglich. „Mama, gehen wir jetzt?" „Ja, gleich." „Neiiin JETZT!" Also geht das Gemaule, Gezeter und Geheule weiter, bis ich angezogen bin. Ich beeile mich, damit wieder Ruhe einkehrt. Die größte Katastrophe bricht über ihn herein, wenn ich vor dem Weggehen noch zur Toilette muss. Das kann er nicht begreifen. Er ist doch schließlich schon fertig. Worauf also noch warten?

Ich versuche, diese Situation zu umgehen, indem ich mich erst vollständig fertig mache, bevor ich das Startsignal gebe. Das gelingt aber nicht immer, denn wenn er sieht, dass ich mir die Schuhe oder die Jacke anziehe, dann weiß er natürlich, dass wir gleich das Haus verlassen wollen.

Mit dem Auto fahren

Mit dem Auto müssen wir häufiger fortfahren, da wir „auf dem Land" leben und die meisten Geschäfte nicht fußläufig zu erreichen sind. Auch zu den Therapiestunden fahren wir mit dem Auto. Das Ritual beginnt mit dem Aufschließen des Autos. Ich stehe an der Fahrertür, schließe auf, die Zentralverriegelung öffnet alle Türen. Michael steht an seiner Tür, öffnet dieselbe und steigt ein. Knopf runter. Tür zu. Kopfstütze Beifahrerseite rauf. Kopfstütze Fahrerseite rauf. Fenster öffnen. Kopfstütze hinter seinem Kindersitz rauf. Ich gehe zu seiner Tür, öffne die Beifahrertür, um seinen Knopf zu öffnen. Seine Tür auf, ihn in seinen Sitz gepresst, Gurt um. Seine Tür wieder zu. Er drückt den Knopf wieder runter. Ordnung muss sein. Ich stelle die

Kopfstützen vorne wieder richtig ein. Setze mich hin, erkläre ihm zum wievielten (?) Mal, dass er das bitte lassen soll. „Ja, Mama." – Wir fahren weg. Wir erreichen das Ziel. Er schnallt sich selbst los. Das Spiel mit den Kopfstützen beginnt von vorn. Indem er aussteigt, öffnet er erneut das Fenster, drückt seinen Knopf runter und schließt dann seine Tür. Ich passe auf, dass er nicht auf die Straße läuft, öffne gleichzeitig seine Tür, schließe sein Fenster wieder, versuche beim Abschließen des Wagens schneller zu sein als er. Es ist schon vorgekommen, dass er, während ich versucht habe, das Auto abzuschließen, erneut eine Tür geöffnet hat und dann ... – siehe oben.

Kleine Variante: Michael schnallt sich ab und betätigt das elektrische Dach, bevor ich die Zündung ausstellen konnte. Also Zündung wieder an, Dach wieder schließen. Kind ermahnen, das nicht noch einmal zu machen. Kind ist begeistert über seine Fähigkeiten und grinst mich an. Unverhohlene Freude ... Und dabei soll ich ernst bleiben? Und gelassen?

Das ganze Ritual wiederholt sich bei JEDEM Ein- oder Aussteigen. Wenn ich mit dem Auto wieder zu Hause angekommen bin und es geschafft habe, es korrekt zu verschließen, dann bin ich geschafft. Denn zwischen dem Ein- und Aussteigen liegt ja auch noch der Gang zu einer Therapiestunde oder zu einem oder gar mehreren Geschäften. Und dort erwartet mich dann die Herausforderung des Einkaufens.

Einkaufen

Einkaufen bedeutet ungeteilte Aufmerksamkeit meinerseits. Nicht etwa auf die Dinge, die ich kaufen will, sondern auf die Dinge, die unser Sohn tut. Er geht brav neben dem Wagen her – bis er etwas im Regal entdeckt, das wir brauchen könnten, weil wir es schon mal irgendwann gekauft haben. Die Dinge wandern in den Wagen, wenn ich nicht immer genau hinschaue. Das Wegbringen des Überflüssigen bleibt mir überlassen. Oft weiß ich gar nicht, aus welcher Ecke des Ladens er etwas organisiert hat. Das hat zur Folge, dass ich mehr mit dem Wegräumen des Falschen beschäftigt bin als mit meinen geplanten Einkäufen. Über die Mengen sind wir uns auch uneins. Ich sage „eine Stange Taschentücher“, er bringt zwei oder drei und ist durch nichts davon zu überzeugen, dass wir nicht so viele Packungen brauchen. Haben wir endlich die Kasse erreicht, reicht seine Geduld nicht aus, um zu warten, bis wir unsere Einkäufe auf das Band legen können. Also wird bei anderen Leuten etwas dazugelegt ... Dauert alles zu lange, mault er herum, bekommt einen Wutanfall, oder er läuft durch die Kasse durch und ist verschwunden. Beides nicht sehr angenehm. Bin ich endlich glücklich durch die Kasse und habe die Einkäufe sowie das Kind wieder im Auto verstaut (siehe oben), dann fällt mir meist ein, was ich eigentlich dringend noch gebraucht hätte. Nochmal zurück und das Ganze von vorne?!

Eine andere Variante ist das Einkaufen in einer Einkaufszone. Also wenn der Fall eintritt, dass ich nicht mit dem Auto direkt bis vor das Geschäft vorfahren kann, sondern mit Michael laufen muss. Mehrere Geschäfte hintereinander überfordern ihn. Zu viele Eindrücke. Auch die Fahrgeschäfte für Kinder vor den Geschäften sind beliebte Ziele seiner Ausreißmanöver. Alles, was gesehen wird, muss sofort benutzt werden. Losreißen von der Hand, hinlaufen, ohne auf den Verkehr zu achten, draufklettern, ausprobieren. Ich hole ihn dann wieder runter, erkläre ihm, dass er nicht einfach weglaufen darf, weil es zu gefährlich ist, nehme ihn wieder an die Hand, gehe weiter, mein Ziel stets vor Augen – und dann kommt garantiert das nächste Fahrgeschäft.

Der Versuch, in einem Geschäft etwas einzukaufen, wird immer von dem unguten Gefühl begleitet, „gleich passiert etwas“. Zeitschriften werden aus den Regalen geholt, Kleidungsstücke vom Bügel genommen, verbotene Türen geöffnet. Einmal hat er sogar die Sirene in einem großen Möbelgeschäft ausgelöst, weil er die Tür des Notausgangs geöffnet hat. Es war unglaublich laut. Wirklich beeindruckend... Oder das Kind läuft einfach aus dem Geschäft wieder hinaus. An vernünftiges Einkaufen ist also nicht zu denken. Michael kann verstandesmäßig nicht erfassen, dass es Dinge gibt, die „zuerst“ erledigt werden müssen, und „danach“ andere Dinge möglich sind. Für ihn scheint es nur ein „Jetzt“ und „Sofort“ zu geben.

Ich erzähle hier nicht von Einzelfällen. Es sind stets wiederkehrende Gegebenheiten, die sich auch durch noch so viel Erklären bisher nicht geändert haben. Unsere dreieinhalb Jahre jüngere Tochter kann all das verstehen und sich an die Spielregeln halten. Michael kann es nicht.

Bett herrichten

Vor dem eigentlichen Schlafengehen steht das Herrichten des Bettes. Das bedarf einer genauen Lagerung der Dinge, die in das Bett hineingehören. Seien es nun ausgewählte Kissen, bestimmte Stofftiere, ein Lieblingsspielzeug oder ein Buch vor dem Bett. Alles muss gewissenhaft an seinen Platz gelegt werden. Und wehe, ein Teil fehlt. Dann wird erst überall gesucht, bis es (hoffentlich) gefunden wird. Denn über Tag wandern die Gegenstände gerne mal durchs Haus. Erst wenn jedes Teil seinen angestammten Platz gefunden hat – diesen und keinen anderen – das Rollo die genaue Nachtposition eingenommen hat und die Wäsche für den nächsten Tag herausgesucht ist, erst dann ist daran zu denken, dass Michael sich ins Bett legt. Und erst dann können wir das nächste Ritual in Angriff nehmen.

Zu Bett gehen

Dieses Ritual wird fast ausschließlich mit Mama durchgeführt. Nur wenn sie mal ausnahmsweise nicht anwesend ist, ist es auch möglich, es mit Papa durchzuführen. Sind beide Eltern da, dann ist IMMER Mama diejenige, die das Ritual durchzuführen hat. Und bitte keine Abweichungen. In der Kurzfassung sieht das folgendermaßen aus:

Michael legt sich hin. Mama deckt ihn zu. Durchkitzeln. Küsschen. Beten. Geschichte vorlesen. Wasser anbieten. Wasser wieder wegstellen. Heizung herunterdrehen. Licht löschen. Drei Lieder (immer dieselben) singen. Zimmer verlassen. Zimmertür halb geöffnet lassen.

Diesem Ritual geht das Ritual „Fertigmachen für die Nacht“ voraus, das aus Schlafanzug anziehen, Toilettengang, Zähne putzen u. a. besteht.

Baden

Ich sage – erst kurz bevor es wirklich so weit ist – dass gleich gebadet wird. „Gleich“ heißt für Michael auch in diesem Fall nichts anderes als „jetzt sofort“. Deshalb die Geheimhaltung bis zur letzten Minute. Er rennt sofort los, ab in sein Zimmer, unter großem Jubelgeschrei. „Ja, Baden.“ Wenn diese Worte aus seinem Mund kommen, dann habe ich Glück gehabt. Dann habe ich die Zeit richtig gewählt, die Stimmung ist positiv, und das Kind kann sich mit Freude darauf einstellen, gleich ins feuchte Nass zu kommen. Wenn der Zeitpunkt falsch gewählt wurde, was durchaus öfter passiert, ohne dass zu erkennen ist, was den Zeitpunkt als „falsch“ kennzeichnet, dann höre ich: „Neiiin, ich WILL nicht baden. Lena ist dran.“ Dann läuft der Sohn auch nicht begeistert in sein Zimmer. Dann kann ich hinter ihm herlaufen und ihn einfangen, damit die „Aktion Baden“ stattfinden kann. Gutes Zureden und viel Geduld sind dann angesagt.

Die Heizung im Bad habe ich schon einige Zeit zuvor auf die passende Temperatur eingestellt. Nach dem „Startschuss“ suche ich die frische Wäsche heraus. Michael hilft gerne mit und durchwühlt dabei alle Schubladen auf der Suche nach den seiner Meinung nach passendsten Kleidungsstücken. Das endet meist in Wäschebergen auf dem Boden oder Chaos in den Schubladen. Nach der Wäsche sind die Handtücher dran. Die müssen „gaaanz weich“ sein. Das Kind kann (wegen seiner Wahrnehmungsstörungen) keine Wäsche am Körper ertragen, die kratzt. Also suchen wir gemeinsam (oder ich alleine, wenn ich es schaffe, ihn davon abzuhalten) die passenden Handtücher heraus. Das Chaos ist nicht ganz so groß wie in seinem Zimmer (der Schrank ist kleiner). Jetzt gilt es, das Kind ins Bad zu locken. Meist ist er so aufgeregt, dass er durch die ganze Etage wuselt, mit seiner Schwester rumbalgt, sich lachend ins Bett schmeißt. Baden ist halt schon eine tolle Sache. Irgendwann ist er dann da.

Ich habe in der Zwischenzeit das Wasser eingelassen. Dann kommt das Ausziehen dran. Vor lauter Aufregung ist Michael besonders kitzelig. Es bedarf einiger Anläufe, bis er endlich nur noch die Unterwäsche anhat. Dann schiebt er ein kleines Ablenkungsmanöver ein. Mut sammeln für die Wanne … Er sagt, er muss noch Pipi, bevor er ins Wasser kann. Das dauert und dauert … Meist muss er nur ein paar Tröpfchen, aber das gehört halt zum Ritual dazu. Ich hole ihn dann von der Toilette und ziehe ihm die Unterwäsche aus, sofern er es nicht allein schafft. Dann hebe ich ihn in die Wanne. Erster Kommentar: „Zu heiß, Mama." Ich beruhige ihn, denn wie immer habe ich vorher die Temperatur überprüft, und ich weiß, dass sie in Ordnung ist. Danach braucht er erst mal ein Spielzeug. So weit, so gut. Kind ist also endlich in der Wanne angekommen.

Danach kommt der schwierigste Teil des Programms: Waschen. Aber bitte nicht anfassen dabei! Und die Füße sind heute wieder besonders kitzelig. Den Körper wäscht er sich selber, es muss aber kontrolliert und korrigiert werden. „Aber ohne Haare", lautet die nächste Aufforderung von Michael. Das kann ich natürlich nicht durchgehen lassen. „Aber bitte vorsichtig", kommentiert er meinen Versuch, Shampoo zu verteilen. Als ob ich jemals unvorsichtig gewesen wäre. DIESES Kind hat noch NIE Schaum in die Augen bekommen. Aber man kann Mama ja vorsichtshalber nochmal ermahnen. Nachdem der Schaum endlich seine Wirkung getan hat, greife ich zum Duschkopf, um alles wieder abzuspülen. Diese Aktion ist eine besondere Herausforderung an mich, denn es gilt, gleichzeitig Michael davon abzuhalten, mir den Duschkopf zu entreißen, die Temperatur richtig einzustellen und ihn daran zu hindern, aufzustehen und womöglich durch die Wanne zu rutschen. Mal abgesehen davon, dass ich ja eigentlich nur seinen Kopf abduschen möchte. Das Duschen erfolgt in Etappen. Meist sind es drei. Dabei wird Michael immer wieder dafür gelobt, wie toll er den Kopf schon nach hinten halten kann.

In einem Rutsch können wir die Haare nicht säubern. Das dauert zu lange. Da kann man sich das Gesicht nicht zwischendurch abwischen. Denn ein einziger Tropfen Wasser aus der Dusche im Gesicht gelandet, bedeutet einen riesigen Aufstand. „Mama, Lappen! Mama, Wasser! Hör auf, Mama!" – begleitet von ständigem Greifen nach dem Duschkopf, der ja der Verursacher allen Übels ist. Wohl mir, wenn ich das hinter mich gebracht habe. Danach kommt der „entspannende" Teil des Projektes „Baden": Michael spielt noch ein wenig in der Wanne. Dann soll er raus. Abduschen vorher nicht vergessen. Also wieder Duschkopf schnappen, Temperatur einstellen, Kind davon überzeugen, dass es bestimmt nicht zu heiß ist (andernfalls greift er wieder nach dem Duschkopf oder dreht an den Hähnen, was schon zu sehr kaltem oder extrem warmem Wasser geführt hat). Ich hebe ihn anschließend raus, stelle ihn auf eine vorher bereit gelegte Badematte. „Mama, mir ist kalt!“ – kommt augenblicklich. Also schnell das Handtuch um das Kind geschlungen und abrubbeln. Das ist natürlich schon wieder zu viel des Guten. Denn Rubbeln – oder auch nur Tupfen – hat ja etwas mit Berührung zu tun. Und DAS kann Michael ja nun gar nicht gut haben – schon gar nicht beim Baden …

Halbnass ist das Anziehen nicht gerade leicht, aber irgendwie bekommen wir auch die bremsenden Füße in die Hose hinein. Und die anderen Körperteile habe ich meist doch noch schnell einigermaßen trocken bekommen. Nachdem das Kind warm verpackt ist, kommt das Haare föhnen dran. „Mama, Föhn.“ Natürlich. Sofort. Kind bekommt den Föhn. Ich stehe daneben, damit er ihn nicht mit Wasser in Berührung bringt. So schnell, wie er manchmal seine Ideen umsetzt, muss ich stets mit allem rechnen. Er hält also den Föhn fest und versucht, sich die Haare damit zu trocknen. Da das motorisch nicht ganz einwandfrei funktioniert, wird meist die Raumluft erwärmt, die Haare bleiben aber relativ feucht. Also greife ich nach einer gewissen Zeit regulierend ein, trockne ihm die Haare, und dann darf er das Bad verlassen.

Mir bleibt dann noch, das Schlachtfeld zu reorganisieren. Nasse Handtücher wegräumen, Heizung runterdrehen, Föhn wegpacken, Fenster öffnen, Spielsachen dorthin legen, wo sie hingehören, Seife und Shampoo außer Reichweite stellen. Während ich mich damit beschäftige, habe ich immer ein Ohr im Kinderzimmer. Denn wenn Mama zu tun hat, kann man ja schnell noch woanders ein wenig Chaos verbreiten. Oder die Schwester ärgern. Mal abgesehen davon, dass da doch noch ein paar Wäscheberge rumlagen, die gerne mal etwas fliegen wollen …

Nachtrag: Manchmal möchte Michael sich lang in die Wanne legen. Dann lege ich ihm meinen Arm unter den Nacken, greife mit der Hand seinen einen Arm, und dann kann er sich für ein paar Sekunden darauf einlassen, sich in der Wanne auszustrecken. Ganz geheuer ist ihm das aber nicht. Deshalb muss er das nicht bei jedem Baden ausprobieren. Vor allem die Ohren dürfen nicht unter Wasser kommen. Das mindert das Vergnügen ganz ungemein und führt zu sofortigem Abbruch der Aktion seinerseits. Denn an seine Ohren lässt er so gut wie niemanden ran – und wenn, dann auch nur unter größten Anstrengungen.

Ohren säubern

Wenn ich Michael erkläre, dass seine Ohren mal wieder dringend gesäubert werden müssen, dann verursacht das bei ihm eine sofortige Abwehrreaktion in Form von schnellem Verschwinden aus meinem Einzugsbereich und lautstarkem Protest seinerseits. Gutes Zureden ist mal wieder angesagt. Er nähert sich mir und den Ohrstäbchen langsam, aber so, dass er sich außerhalb der Reichweite meiner Arme aufhält. Er läuft wieder weg. Nein, jetzt lieber doch nicht. Das geht einige Male so hin und her, bis ich ziemlich stinkig bin. Mein Ton wird deutlich schärfer. Er registriert, dass ich es ernst meine – denke ich. Also kommt er ganz langsam wieder an. „Aber bitte ganz vorsichtig." Als ob ich diesem Kind schon mal beim Ohrensäubern wehgetan hätte ... „Ja, ganz vorsichtig." Er steht in meiner Reichweite. Ich setze ihn mir auf den Schoß, drehe seinen Kopf so, dass ich an das eine Ohr herankomme, und versuche dann in Schallgeschwindigkeit, so viel Schmutz wie möglich aus dem Ohr herauszubekommen. Dauert es zu lange, habe ich verloren. Das andere Ohr muss auch noch dran. Das braucht dann erst wieder gutes Zureden. War ich schnell genug und er geduldig genug, was selten vorkommt, dann kann ich seinen Kopf drehen, ein weiteres Ohrstäbchen aktivieren, und dann das gleiche Spiel noch einmal. Ist dann „endlich" alles vorbei, dann steht er strahlend neben mir und sagt: „War ganz vorsichtig, oder?"

Handfest – Praktische Dinge

Praktische Dinge

Neben all dem Gefühlsdurcheinander der ersten Wochen nach dem Erhalt des Befundes, gibt es einen eher nüchternen Bereich, der mich zu beschäftigen beginnt. Ich betrete völliges Neuland. Ich tauche ein in das Leben behinderter Menschen. Zumindest in einen kleinen Teil davon. Ich versuche herauszufinden, welche praktische Hilfen uns bzw. unserem Sohn zur Verfügung stehen. Ich erfahre von der Pflegeversicherung, die auch für geistig behinderte Kinder in Anspruch genommen werden kann. Ich lerne die „Lebenshilfe" (Bundesvereinigung Lebenshilfe für Menschen mit geistiger Behinderung e. V.) näher kennen, eine Selbsthilfegruppe, die ein Angebot sowohl für behinderte Menschen als auch für deren Angehörige bereithält. Ich höre das erste Mal vom Versorgungsamt, bei dem ich einen Behindertenausweis beantragen kann.

Der Ausweis

Wir besorgen die notwendigen Formulare, füllen sie aus und schicken sie zum Versorgungsamt. Wir wollen erst nicht recht glauben, dass wir für Michael einen Behindertenausweis bekommen, aber einen Versuch ist es uns schon wert.

Als der Ausweis ein paar Wochen nach der Antragstellung tatsächlich bei mir auf dem Tisch liegt, bin ich doch etwas überrascht. Als ich die Prozentzahl sehe, manifestiert sich – durch eben diese aufgedruckte Zahl – plötzlich für mich die Schwere von Michaels Behinderung. 80 %. Damit habe ich irgendwie gar nicht gerechnet. Diese Zahl führt mir überdeutlich vor Augen, dass es an dem Befund nichts zu rütteln gibt. Diese Zahl gibt mir Auskunft darüber, wie schwer unser Sohn durch dieses Syndrom betroffen ist. Es dauert eine ganze Weile, bis ich auch diesen Schock überwinden kann. Vielleicht liegt das daran, dass unser Sohn für mich all die Jahre ein

„gesundes“ Kind gewesen ist. An den Gedanken, dass er tatsächlich behindert ist, gewöhne ich mich nur sehr langsam.

Je nachdem, welche Merkzeichen der Ausweis beinhaltet, können bestimmte Hilfen in Anspruch genommen werden, die behinderten Menschen den Alltag erleichtern sollen. Außerdem ist der Ausweis für die Vorlage beim Finanzamt von Interesse. Spezielle Steuervergünstigungen können damit in Anspruch genommen werden. Diese Hilfen werden unter dem Begriff „Nachteilsausgleich“ zusammengefasst. Es sollen damit Nachteile ausgeglichen werden, die gleichaltrige Nichtbehinderte in dieser Form nicht haben.

Die Pflegeversicherung

Die Pflegeversicherung bietet eine weitere Möglichkeit, Hilfen zu erhalten. Diese können sowohl materieller als auch immaterieller Art sein. Ein Hauptproblem besteht darin, dass die Pflegeversicherung in erster Linie für hilfebedürftige Erwachsene konzipiert wurde. An Kinder hat der Gesetzgeber nur in zweiter Linie gedacht. An geistig behinderte Kinder scheinbar überhaupt nicht. So verwundert es auch nicht, wenn die Beantragung von Pflegegeld mit einigen Schwierigkeiten verbunden ist. Sehr gute Informationen und echte Unterstützung bietet die „Lebenshilfe“. Neben wirklich guten Broschüren zum Thema, wird eine persönliche Beratung durch die Mitarbeiter des Familienunterstützenden Dienstes vor Ort angeboten.

Der MDK (Medizinischer Dienst der Krankenkassen) ist für die Begutachtung der zu pflegenden Person zuständig. Ein Mitarbeiter des MDK führt einen Hausbesuch durch, bei dem die zu pflegende Person begutachtet wird und die pflegenden Angehörigen über den täglichen Pflegeaufwand befragt werden. Über das Ergebnis der Begutachtung und eine mögliche Einstufung in eine der drei Pflegestufen wird nach eingehender Prüfung der Lage ein schriftlicher Bescheid zugesandt.

Ich empfinde es als problematisch, dass es keine zentrale Stelle gibt, bei der ich mich zu allen Themen „rund um die Behinderung“ erkundigen kann. Jede einzelne Information muss ich mir mühsam zusammensuchen, sofern ich nicht jemanden kenne, der mir weiterhelfen kann. Eher zufällig gerate ich an Broschüren oder Bücher, die mir die gewünschte Information liefern.

Die Selbsthilfegruppe

Das Problem, zunächst mit kaum jemandem über das Unfassbare reden zu können, führt mich schon bald zu der Selbsthilfegruppe „Interessengemeinschaft Fragiles-X e. V.“. Hier finde ich Gesprächspartner, die einen unschätzbaren Vorteil besitzen – sie wissen, wovon ich rede, denn sie sind selbst betroffen. Auch sie haben Kinder mit diesem Syndrom. Für mich beginnt alles mit dem Kontakt zu einer einzigen Mutter. Aber schon bald werden es mehr und mehr Familien, die sich bei der Leiterin der Regionalgruppe melden, und so kommt es eines Tages zu einem ersten gemeinsamen Treffen.

Erstes Treffen (Februar 2000)

Ich sitze im Kreis betroffener Eltern und höre den anderen beim Erzählen zu. Ich nicke mit dem Kopf, denke, ja, so ist es bei mir auch gewesen. Ich treffe auf Menschen, die ähnliche Erfahrungen mit ihren Kindern gemacht haben wie ich. Die anderen hören zu, und ich erzähle. So geht es den ganzen Abend hin und her. Austausch von Erfahrungen, Gedanken, Ängsten, Problemen, Informationen.

Es ist mein erstes Treffen mit Eltern betroffener Kinder. Außer mit der Leiterin der Gruppe, deren Kinder schon erheblich älter sind als unser Sohn, hatte ich bisher noch keinen persönlichen Kontakt mit Eltern von FraX-Kindern (FraX-Kinder: Gebräuchliche Abkürzung für Kinder mit „Fragilem-X-Syndrom“).

Mir gegenüber sitzt die Mutter eines 10-jährigen Jungen, der seine Sexualität gerade entdeckt. In mir kriecht der Gedanke hoch, dass uns das auch bald erwartet, und ich frage mich, wie sich das bei unserem Sohn wohl abspielen wird. Gemischte Gefühle. Der Vater des 5-jährigen Mädchens, der links von mir sitzt, denkt darüber nach, was wohl sein wird, wenn er nicht mehr lebt. „Quälende Gedanken“, so nennt er das, was ihn beschäftigt. Auch dem kann ich nur schweigend zustimmen. Die Mutter mir gegenüber kommentiert kurz mit den Worten: „Das hört nie auf. Diese Gedanken kommen immer wieder hoch."

Einstimmigkeit herrscht unter den Anwesenden darüber, dass eines der anstrengendsten Dinge an den betroffenen Kindern ihre Hyperaktivität ist. Sie erzeugen in rasender Geschwindigkeit ein solches Chaos, dass es fast unmöglich ist, etwas anderes zu tun, als hinter diesen Kindern herzuräumen. Sie sind immer auf dem Sprung. Kaum eine Sache angefangen, schon ist die nächste dran.

Es gibt aber auch Unterschiede, die zutage treten. Eine Mutter berichtet, dass ihr Kind mit zehn Jahren noch nicht trocken ist, eine andere hatte ihr Kind bereits trocken, es hat dann aber wieder angefangen, einzunässen.

Jedes Kind ist anders. Es gibt viele Parallelen, aber mindestens genauso viele Unterschiede. Das macht das Krankheitsbild wohl so schwer fassbar. Letztendlich kann einem niemand sagen, wie sich das eigene Kind entwickeln wird. Die Zeit wird es weisen. Das ist eine Chance für jedes einzelne Kind, es ist aber auch ein Unsicherheitsfaktor. Unsicherheit für die Eltern dieser Kinder, die sich, so geht es mir jedenfalls, oft noch gar nicht vorstellen können, wie das Kind einmal sein wird, wenn es älter ist. Unsicherheit darüber, was werden wird. Unsicherheit darüber, wie weit das Kind in seiner Entwicklung kommen wird. Immer wieder Gedanken daran, ob es später einmal ein mehr oder weniger eigenständiges Leben führen kann.

Betroffenheit. Dieses Wort hat seit ein paar Monaten für mich eine völlig neue Bedeutung bekommen. Den Befund für mich, für uns, für unseren Sohn, den haben wir erst seit kurzem. Unser Sohn ist jetzt sieben Jahre alt. Er ist betroffen – von einem genetischen Defekt. Seine – biologische – Betroffenheit macht mich betroffen. Betroffen auf einer anderen Ebene. In einer anderen Dimension. Ich bin mental betroffen. Meine Gefühlswelt ist aus den Fugen geraten seit dem Tag, an dem ich weiß, dass unser Kind behindert ist. Meine Gedanken drehen sich seit diesem Tag um viel mehr als bloß um ein Kind, das es zu erziehen und gestärkt ins Leben zu entlassen gilt. Nichts ist mehr, wie es vorher war. Zukunft – ja, was ist aus der Zukunft geworden?

An diesem Abend des ersten Kennenlernens treffe ich auch ein Elternpaar, das den Befund für sein Kind erst vor ein paar Wochen bekommen hat. Das Kind ist noch sehr klein. Und ich denke bei mir, was für ein Glück für dieses Paar, dass ihm vieles von dem erspart bleibt, was wir durchmachen mussten, weil wir lange nicht wussten, was unser Kind hat. Ich spreche später aus, was ich denke, und die Antwort, die ich erhalte, überrascht mich zunächst, erinnert mich dann aber stark an meine eigenen Gedanken und Gefühle, die ich hatte, als wir den Befund für unseren Sohn erhielten. Die Antwort ist wie der Blick in einen Spiegel. Der Blick zurück in die Zeit der ersten Wochen nach dem Tag X. Ich sehe Düsternis. Hoffnungslosigkeit. Verzweiflung. Trauer. Die immer wiederkehrende Frage nach dem „Warum". Ich stehe da, höre zu, kann verstehen, was mein Gegenüber gerade empfindet. Ich bin betroffen. Diesmal wieder auf eine andere Art. Betroffenheit ist für mich ein sehr vielschichtiges Gefühl geworden in den letzten Monaten. Es hat an Tiefe gewonnen.

Die Perspektiven, die aufgezeigt werden, wenn Eltern den Befund erhalten, sind düster. Die Literatur, die zusammengesucht wird, um manches vielleicht besser zu verstehen, erschlägt einen. Der Boden wird einem unter den Füßen weggezogen. Alles, was ich zu Hören oder zu Lesen bekomme, empfinde ich als absolut negativ. Kein Strohhalm, an dem ich mich festhalten kann. Tiefer freier Fall.

Dieser Abend endet in der Tiefgarage vor dem Kassenautomaten. Wenn wir nicht gezwungen gewesen wären, die Autos nach dem Bezahlen aus dem Parkhaus hinauszubefördern, bevor unsere Zeit abgelaufen war, wir hätten sicher noch lange dort gestanden und uns weiter unterhalten. Vieles ist ungesagt geblieben, viele Gedanken habe ich mit nach Hause genommen. Spät ist es geworden. Und ich habe noch lange wach im Bett gelegen, bevor ich endlich einschlafen konnte.

Ein halbes Jahr nach dem ersten Treffen betroffener Eltern findet ein besonderer Nachmittag statt: Wir treffen uns gemeinsam mit allen Familienmitgliedern zu einem Ausflug.

Erstes Familientreffen (August 2000)

Nachdem sich im Laufe der letzten 16 Monate die Selbsthilfegruppe unserer Region von einer einzigen betroffenen Familie – die der Leiterin Frau E. – auf neun Familien vergrößert hat, haben die Eltern beim vorletzten Stammtisch beschlossen, sich einmal mit allen Familienmitgliedern, also auch mit den betroffenen Kindern, zu treffen. Zum einen, um etwas Gemeinsames zu unternehmen. Zum anderen aber auch, weil von den Eltern der Wunsch geäußert wurde, einmal andere betroffene Kinder kennen zu lernen.

An einem Samstag im August ist es dann so weit. Wir treffen uns in D. zu einem Besuch des Wildparks. Das Wetter ist sonnig und heiß, so dass einem schönen Ausflug nichts im Wege steht. Nach und nach trudeln alle Eltern mit ihren Kindern ein. Es kommt eine stattliche Anzahl zusammen. Neun betroffene Kinder sowie ihre Geschwister und deren Eltern machen sich gemeinsam auf in den Park.

Von den Tieren sehen wir nicht allzu viel, denn die Kinder laufen in einem Affentempo an den Gehegen vorbei. Lediglich die Esel und Ziegen werden mit etwas mehr Aufmerksamkeit bedacht. Auf weitaus mehr Interesse stoßen der große Spielplatz, auf dem die meisten Kinder gleich verschwinden, und die Wiese, die zum Picknick einlädt. Decken werden im Schatten ausgebreitet, die mitgebrachten Leckereien ausgepackt. Nachdem alle versorgt sind, entwickeln sich verschiedene Gespräche unter den Erwachsenen. Natürlich drehen sich die Themen in erster Linie um die betroffenen Kinder, ihre Eigenarten, ihre Entwicklung, um Schwierigkeiten mit und Probleme von den Kindern.

Selbstverständlich ist es für die Erwachsenen interessant, einmal andere Kinder mit dem „Fragilen-X-Syndrom" kennen zu lernen. Die Kinder der Gruppe sind zwischen zweieinhalb und zehn Jahre alt. Umso erstaunter sind die Eltern, welche Gemeinsamkeiten die Kinder aufweisen, die doch alle ihre ganz eigene Persönlichkeit besitzen. Kinder, die auf den ersten Blick so verschieden scheinen. Natürlich wissen wir, dass sie alle von derselben Krankheit betroffen sind. Aber wir haben wohl nicht erwartet, dass die Gemeinsamkeiten doch so offensichtlich sein würden.

Immer wieder gibt es Sätze zu hören wie: „Das hat meiner genauso gemacht, als er so alt war.“ Oder: „Das kenne ich von meinem Sohn auch.“ Besonders augenfällig ist der Laufstil der Kinder. Der leicht hüpfende, springende, etwas schwankende Gang, der von mehr oder weniger starkem Wedeln der Arme begleitet wird, sobald aus dem Gehen ein Laufen wird. Oder das Handwedeln bei besonders großer Freude. Auch andere, weniger offensichtliche Dinge finden ihre Entsprechung. So z. B. der Spruch „Aber nicht die Haare!“, den die Kinder anbringen, wenn es ums Duschen oder Baden geht. Ebenso die Abwehr beim Nägelschneiden, das zu einem mittelgroßen Kampf ausartet, weil die Kinder sich dabei heftig sträuben.

Und da ist noch etwas, was auffällt. Unter den Kindern besteht eine ungeahnte Harmonie. Es gibt kein Gezanke, kein Geschrei, keine Tränen. Stattdessen gemeinsames Spiel und Gelassenheit miteinander. Es ist, als würden sich die Kinder schon lange kennen. Oder als hätten sie sich „erkannt“ – an einem für uns Gesunde nicht sichtbaren Zeichen. Ob es eventuell nur daran liegt, dass wir uns alle nicht näher kennen und die Kinder erst einmal etwas vorsichtiger miteinander umgehen, lässt sich nicht sagen.

Vielleicht überträgt sich auch die Gelassenheit der Erwachsenen auf die Kinder. Sich in diesem Rahmen zu treffen, gefällt allen anwesenden Eltern gut. Eine Mutter bringt es auf den Punkt, als sie sagt: „Es tut gut, sich mit anderen Familien zu treffen, die ähnliche Probleme mit ihren Kindern haben wie man selbst. Man muss sich nicht für die Eigenarten der Kinder entschuldigen und kann in der Öffentlichkeit gelassener sein.“

Besonders nachdenklich stimmt mich, wie sehr doch alle Eltern mit der Diagnose ihrer betroffenen Kinder zu kämpfen haben. So viel wir auch zwischendurch lachen, so ernst werden die Gespräche, wenn die Sprache auf dieses Thema kommt. Hier scheint mir noch ein großes Defizit an Unterstützung zu herrschen. Was wir Eltern zu verarbeiten haben, tritt wohl allzu oft in den Hintergrund, weil die aktuellen Probleme mit unseren Kindern uns gar nicht die Zeit dazu lassen, uns damit ausführlich und gründlich genug auseinander zu setzen. Mehr persönliche Gespräche wären sehr wünschenswert. Gespräche, wie man sie in der Selbsthilfegruppe finden kann. Oder bei Menschen, die Kinder mit anderen Behinderungen haben. Bei Menschen, die ebenfalls betroffen sind. Die ähnlich leidvolle Erfahrungen gemacht haben. Die wissen, wovon ihr Gegenüber redet.

Neben den regionalen Treffen, die für den persönlichen Kontakt und den direkten Austausch sehr wichtig sind, finden sich auf den Internetseiten der Selbsthilfegruppe viele nützliche und interessante Informationen rund um das Thema „Fragiles-X-Syndrom“ (die Internetadresse lautet: www.frax.de).

Literatur

Außer diesen persönlichen Kontakten mit Menschen, die ähnliche Erfahrungen gemacht haben wie wir, hilft es mir persönlich sehr, viel über die Dinge zu lesen, von denen ich bisher nichts weiß. Zunächst steht im Mittelpunkt meines Interesses natürlich all das, was mit dem Syndrom selbst zusammenhängt. Später kommt Lesestoff zum Thema „Behinderung allgemein“ hinzu.

Es ist für mich nicht immer ganz einfach, all das zu lesen, was diese Themen betrifft. Es gibt Zeiten, in denen ich alle Bücher in die Ecke stelle, weil ich das Gefühl habe, deren Inhalte erschlagen mich. Zu umfangreich sind die Informationen, zu viele Fragen werden aufgeworfen, auf die ich keine Antworten habe. Ich muss erst wieder etwas Abstand gewinnen, um mich erneut damit beschäftigen zu können. Irgendwann kommt dann wieder die Zeit, in der die Bücher für mich wichtig sind.

Zwei Jahre nach der Diagnose

Das Chaos im Kopf hat sich merklich gelichtet. Die traurigen Gedanken aus der Anfangszeit nach dem Erhalt des Befundes sind mittlerweile nicht mehr die, die ich tagtäglich denke. Es sind Gedanken, die immer mal wieder aus den Tiefen des Bewusstseins an die Oberfläche schwappen. Sie sind aber eher selten geworden. Wodurch sie ausgelöst werden, lässt sich nicht immer ganz eindeutig nachvollziehen. Manchmal gibt es einen äußeren Anlass, manchmal scheint es auch nur ein schlechter Tag zu sein, der diese Gedanken in mir aufkommen lässt. Sie ziehen mich aber nicht mehr so sehr in die Tiefe, wie sie es zu Beginn meines „neuen Lebens“ noch getan haben. Ich erkenne dies – und es macht mich ein wenig glücklich. Ich erkenne dies – und ich freue mich. Ich freue mich, dass ich es geschafft habe, durch das Tal der Tränen gegangen zu sein und mich nun auf dem Weg der Besserung zu befinden. Ja! Auf dem Weg der Besserung. Vieles ist besser geworden. Die Trauerarbeit ist nicht mehr Hauptbestandteil meiner Tage. Ich kann endlich auch wieder einmal an etwas anderes denken. Ich kann endlich wieder einmal Dinge tun, die mir lange Zeit unmöglich waren. Diese Lähmung, die mich lange Zeit gefangen hielt, scheint vorüber zu sein. Ich kann wieder auf Menschen zugehen. Ich kann von mir weg zu anderen hinsehen, kann dabei mich und meine Probleme vergessen. Ich glaube, ich bin schon einen großen Schritt vorangekommen. Die Zeit der tiefsten Traurigkeit ist vorüber.

Michael besucht mittlerweile eine Sonderschule. Die kleine Gruppe, in der er unterrichtet wird, tut ihm sehr gut. Das Therapieangebot der Schule unterstützt ihn in seiner Entwicklung. Er macht ständig weitere Fortschritte. Und – er geht ausgesprochen gerne in die Schule. Wohin ihn sein Weg einmal führen wird, können wir heute noch nicht sagen. Für uns ist wichtig, dass er zufrieden ist und glücklich wird.

Lena besucht den Regelkindergarten, in den auch unser Sohn gegangen ist. Bisher sind uns noch keine Klagen zu Ohren gekommen.

Wir haben lange hin- und herüberlegt, ob wir auch bei Lena die Genanalyse durchführen lassen sollen, die uns Auskunft darüber geben würde, ob sie von dem Fragilen-X-Syndrom betroffen ist. Dagegen sprach ihre unauffällige Entwicklung. Dafür sprach, dass wir frühzeitig wissen wollten, ob auch bei ihr ein spezieller Förderbedarf besteht. Wir wollten ihr die Erfahrungen ersparen, die Michael machen musste, weil keiner wusste, dass er behindert ist. Wir haben uns für den Test entschieden. Er fiel negativ aus.

Die Freude darüber, dass Lena weder von dem Syndrom betroffen ist, noch die Tatsache, dass sie nicht einmal Überträgerin des Syndroms und somit völlig gesund ist, wurde getrübt durch das Wissen um die Behinderung unseres Sohnes.

Welche Belastungen das Leben mit einem behinderten Kind mit sich bringt, kann wahrscheinlich nur derjenige ermessen, der selbst tagtäglich damit konfrontiert wird. Sei es durch ein eigenes behindertes Kind, sei es durch Geschwister, die behindert sind. Unser Leben hat sich – rein äußerlich betrachtet – durch den Befund nicht grundlegend geändert. Und dennoch ist es nicht mehr dasselbe, das es vorher war.

Was uns widerfahren ist, stellt leider keinen Einzelfall dar. Der lange Weg bis zum Erhalt der Diagnose „Fragiles-X-Syndrom" ist noch immer eher die Regel als die Ausnahme. Und es gibt viele Familien, in denen nicht nur ein Kind lebt, das von diesem Syndrom betroffen ist.

Vom Lernen und Älterwerden

Private Veränderungen führen dazu, dass ich mit den Kindern in eine andere Stadt ziehe. Hier gehören Menschen mit Beeinträchtigungen zum Stadtbild dazu, die entsprechenden Schulen finden sich mitten im Ort, und es ist ganz normal, „anders" zu sein. Das trägt sehr zu einem entspannten Umgang mit Michael bei. Michael lernt allerlei Lebenspraktisches. Ich lasse die Kinder ihre Schulbrote selber schmieren, denn sie wissen schließlich am besten, was sie gerne in die Schule mitnehmen möchten, und es übt die Feinmotorik. So wird die Butter allmorgendlich ordentlich mit dem Messer traktiert und ein großer Klecks landet mitten auf dem Brot. Verteilen? Wozu? Geht doch auch so. Von der Schule berichtet Michael so gut wie nie etwas. Ich werte das als positives Zeichen. Einzig wenn er Schwielen auf dem Zeigefinger bekommt weiß ich, dass ihn etwas sehr stark beschäftigt und aufregt. Er nimmt den Finger in den Mund und beißt auf dem Gelenk herum. Dabei macht er ein wütendes Gesicht. Das ist seine Art, mit seinen negativen Gefühlen umzugehen. Da wir in einer verkehrsarmen Gegend wohnen, sind wir recht stressfrei viel draußen, Michael mit seinem Gokart, Lena und ich mit dem Rad. Bewegung tut uns allen gut und hilft Michael, seine überschüssige Energie loszuwerden. So gelangen wir zu einem weiter entfernt liegenden Spielplatz, zu einer Eisdiele oder ins Freibad. Dort geht es erst mit Schwimmflügeln ins Wasser, Lena lernt später in einem Kurs Schwimmen, Michael in der Schule. Und eines Tages überrascht er mich, als er plötzlich neben mir im tiefen Becken schwimmt. Aber bitte kein Wasser ins Gesicht. An einem Tag im Freibad kann er sogar gemeinsam mit Lena das Seepferdchen absolvieren. Er kann alle Anforderungen ebenso gut wie sie erfüllen. Stolz hält er danach seinen Aufnäher in der Hand und strahlt. Es gibt Dinge, die Michael lieber tut. Aber immerhin ist er dem kühlen Nass nicht mehr völlig abgeneigt.

Michaels Ritualisierung prägt sich deutlicher aus. Die Dinge müssen möglichst immer zur selben Zeit und in derselben Reihenfolge geschehen. Plötzliche Änderungen im Tagesablauf erzeugen großen Unmut und werden heftig abgelehnt. Es braucht viel Geduld und jede Menge Reden mit Engelszungen, damit wir z. B. mal spontan in die Stadt gehen können. Einzig die Aussicht auf den Kauf von Spielzeug kann Michael dazu bewegen, mitzukommen. Ohne ihn können wir nicht gehen, da ihn allein zu Hause zu lassen zu große Risiken birgt. Ist er dann überzeugt und wir sind in der Stadt, interessiert ihn nur der Einkauf für ihn selbst. Ist der erledigt, hören wir im Sekundentakt: „Mama, gehen wir jetzt nach Hause?“ Es ist anstrengend und macht wenig Freude. Ähnlich läuft es bei Besuchen von Freunden. Michael hat es schon geschafft, mir den noch halb gefüllten Teller wegzunehmen und zu sagen: „Mama, du hast genug gegessen, wir gehen jetzt nach Hause“.

Irgendwann ist es so weit, dass Lena Michael in seiner Entwicklung überholt. Das ist nicht immer ganz einfach, denn er merkt das. Und ich auch. Das schmerzt. Gleichzeitig hat es auch sein Gutes, denn so wage ich es eines Morgens, die Kinder beide alleine zum Bäcker gehen zu lassen. Sie müssen auf dem Weg dorthin zwei Straßen überqueren, was mir nicht sonderlich behagt, da ich nicht weiß, ob Michael auf seine Schwester hören und anhalten wird, bevor sie die Straßen überqueren. Aber sie freuen sich so sehr, dass ich sie gehen lasse. Bis sie wieder da sind, bin ich 1000 Tode gestorben. Aber es hat alles funktioniert und ich habe ein ganz wunderbares Frühstück mit zwei superstolzen Kindern. Zu dieser Zeit interessiert sich Lena bereits für ein Handy, Michael hingegen gar nicht. Überhaupt ist er sehr genügsam. Hauptsache, es gibt regelmäßig etwas zu Essen und er hat seine vertraute Umgebung. Vor allem sein Zimmer, auch Wohnhöhle genannt, ist sehr wichtig für ihn. Dorthin zieht er sich immer mal wieder gerne zurück, um sich zu entspannen.

Viel Glück haben wir mit der Kommunion von Michael. Er wird sehr gut in seine Gruppe integriert und es fällt kaum auf, dass er nicht lesen und schreiben kann. Die Zeit mit und in der Kirche hat ihn nachhaltig geprägt, und er feiert noch heute gerne Gottesdienst. Mit Glasschale als Kelch und Backoblaten als Hostien. Die Texte, die während der Messe gesprochen werden, hat er so verinnerlicht, dass er sie noch heute auswendig weiß. Und am E-Piano spielt er sehr harmonisch Orgelmusik dazu. Gelernt hat er das nie. Aber vielleicht verhilft ihm sein sehr gutes Gehör dazu, solche Melodien zu erzeugen.

Die Jahre vergehen und ganz unmerklich schleicht sich die Pubertät in Michaels Leben. Es sind die körperlichen Veränderungen, die nach und nach ins Auge fallen. Haare sprießen, die Stimme wird tiefer, und er entwickelt einen unbändigen Appetit. Allein für ihn kaufe ich ein wie für drei Personen. Die Portionen, die er verdrücken kann, sind unglaublich groß. Da er zu diesem Zeitpunkt eher hyperaktiv ist, bleibt nichts an ihm hängen. Er bleibt trotz der ganzen Esserei gertenschlank. Und seine Körperlänge nimmt zu. War er viele Jahre eher zu klein, mausert er sich jetzt zu Normalgröße. Solange er nicht redet, merkt man ihm seine Beeinträchtigung nicht an. Sexualität ist für ihn gar kein Thema. Außer, dass er mal erwähnt, er habe mal ins Bett gemacht und etwas Hartes in der Hose, kommt da gar nichts von ihm. Ich erkläre ihm, was es damit auf sich hat und dass das nicht schlimm sei. Damit ist das Thema für ihn erledigt. Das andere Geschlecht ist ihm ohnehin völlig egal. Überhaupt kann er zu viel Nähe, besonders von Fremden, nicht gut haben. War Michael vor der Pubertät sehr hyperaktiv mit ein paar autistischen Anteilen, so wird er im Laufe der Pubertät etwas ruhiger und seine autistischen Züge treten nach und nach deutlicher zum Vorschein.

Ein großer Schritt für Michael ist es, sich aus seiner gewohnten Umgebung zu lösen und mal eine gewisse Zeit ohne Mama zu sein. Um das zu üben, organisiere ich eine Kurzzeitpflege auf dem Gelände seiner Schule für ihn. So ist zumindest die Umgebung etwas vertraut. Für eine Woche wohnt er nun dort. Es ist sehr aufregend für ihn, insgesamt klappt aber alles sehr gut. Er ist dennoch froh, als er wieder heim darf. Die Betreuer und Betreuerinnen erzählen später, dass es recht gut gelaufen sei in der Gruppe. Einzig der Krug Wasser, den er einer Betreuerin über den Kopf gegossen hat, kam nicht so gut an.

So vergehen die Jahre, in denen wir uns mit Michaels Bedürfnissen auseinandersetzen und versuchen, unseren Alltag bestmöglich damit zu gestalten. Mit Michaels 18. Geburtstag steht eine wichtige Entscheidung an: Die Frage nach der rechtlichen Betreuung. Ein Mensch, der weder Lesen und Schreiben noch mit Geld umgehen kann und vielerlei Dinge im Leben nicht angemessen beurteilt, braucht einen Menschen, der das für ihn übernimmt. Da diese Betreuung in der Familie bleiben und nicht von einem Fremden übernommen werden soll, absolviere ich einen Kurs im Betreuungsrecht. Richtig spannend wird es, als Michael bei Gericht vorstellig werden muss und er befragt wird, ob er denn eine solche Betreuung haben möchte und ob ich diese durchführen solle. Die Begegnung mit der Richterin ist sehr aufregend für Michael. Schon früher hat er gerne Gerichtssendungen im Fernsehen verfolgt. Aber jetzt eine echte Richterin zu treffen, das ist doch noch mal etwas Anderes. Er redet wie ein Wasserfall und ist auch nach dem Besuch im Gericht noch lange sehr aufgedreht. Für mich war es auch aufregend. Wann geht man schon mal zu einer Befragung ins Gericht und trifft auf eine leibhaftige Richterin. Am Ende wird die Betreuung durch mich bewilligt und ich erhalte eine Betreuerurkunde. In Abständen wird Michael ohne mein Beisein durch das Gericht befragt, ob er mit der Betreuung zufrieden sei und ob diese weiterhin bestehen bleiben solle. Bislang hat er immer Ja gesagt.

Mit dem Erreichen seines 18. Lebensjahres steht eine weitere Entscheidung an – seine zukünftige Wohnsituation ist zu klären. Um Michael auf seinen richtigen Auszug vorzubereiten, üben wir das mit der Kurzzeitpflege öfter. Auch beginne ich, ihm bereits ein Jahr vorher zu erzählen, dass Kinder von Zuhause ausziehen, wenn sie erwachsen sind und dass das ganz normal sei. So nähern wir uns langsam dem Thema an. Mit dem Abschluss der Schulzeit soll es so weit sein. Es ist gar nicht so einfach, eine passende Einrichtung für Michael zu finden. Bislang ist es meist so, dass Menschen mit Beeinträchtigungen nur während ihrer Zeit als Werkstattangehörige in der Wohneinrichtung bleiben dürfen. Gehen sie in Rente, ist dies nicht mehr möglich, da die Betreuung darauf nicht ausgelegt ist. Ich frage mich, was danach kommen soll. Auszug aus langjährig vertrauter Umgebung, die zu einem Zuhause geworden ist? Altersheim? Keine oder nur unzureichende Betreuung dort? Das kann es ja wohl nicht sein. Schließlich finde ich doch noch eine Einrichtung, in der Michael auch nach seiner Zeit als Werkstattbeschäftigter wohnen bleiben kann.

Und so zieht Michael nach dem Ende der Schulzeit in eine Wohneinrichtung. Alles ist neu und fremd und es braucht seine Zeit, bis er sich an das Wohnen ohne Mama und an die Arbeit in der Werkstatt gewöhnt hat. Irgendwann läuft jedoch alles rund und ich merke, dass er angekommen ist, denn plötzlich hat er kaum noch Zeit für mich, und Termine für ein Treffen mit mir zu finden stellt sich als schwierig heraus. Das ist ein gutes Zeichen – zeigt es mir doch, dass er heimisch geworden ist und sich wohlfühlt. Im Rückblick war es die richtige Entscheidung, ihn so jung ins Betreute Wohnen zu geben. Gewohnheiten und Rituale sind noch nicht ganz so arg eingeschliffen, und ein junger Mensch kann sich noch gut in eine Wohngruppe einfügen. Wenn man mit diesem Schritt zu lange wartet, wächst die Wahrscheinlichkeit, dass der beeinträchtigte Mensch nicht mehr gruppentauglich ist und eine Unterbringung in einer Einrichtung schwierig bis unmöglich wird. Damit ist niemandem gedient.

Mit Michaels Umzug beginnt auch seine Arbeit in der Werkstatt. Nach einer Orientierungsphase im Berufsbildungsbereich lernt er verschiedene Arbeitsplätze kennen. In der Großküche fühlt er sich besonders wohl und findet schließlich hier seine Aufgabe. Es macht ihn sehr stolz, hier gebraucht zu werden und mitarbeiten zu dürfen. Für ihn ist es die optimale Beschäftigung, denn er kann sich hier körperlich auspowern und gleichzeitig erhält er auch intellektuelle Ansprache. Er weiß immer, was an welchem Wochentag gekocht und welche Einrichtungen in welcher Reihenfolge mit Essen beliefert werden. Neben dem Kochen von um die 500 Mahlzeiten pro Tag und dem Ausliefern des Essens nimmt das Reinigen der Küche großen Raum im Arbeitsalltag ein. Das macht sich auch im Privaten bemerkbar. Wer hätte gedacht, dass Michael mal richtig Ordnung in der Küche machen und alles völlig sauber hinterlassen würde. Auch hier ist seine positive Entwicklung deutlich bemerkbar.

Michael hat sich in seinem neuen Zuhause gut weiterentwickelt und viel dazu gelernt. Besonders sein sehr ausgeprägter Rededrang hat sich durch den Umgang mit der Gruppe deutlich verändert. Zwar redet er noch immer gerne und sehr viel, doch er kann sich mittlerweile auch mal zurücknehmen und andere zu Wort kommen lassen – eine echte Herausforderung für ihn. Er ist sehr sozial eingestellt und hilft seinen Mitbewohnern und den Betreuern gerne. Gruppendienste wie z. B. das Vorbereiten der Brotzeit für die Arbeit am folgenden Tag erledigt er zuverlässig. Mittlerweile ist er auch für die Mülltonnen zuständig, was ihm auch zu Hause schon immer große Freude bereitet hat. Er hat einen Müllplan und weiß ganz genau, wann welche Tonnen geleert werden. Am Vorabend stellt er sie immer an die Straße. Michael hat so gut wie immer gute Laune. Streit und Ärger mag er gar nicht, er tut alles dafür, dass er schnell beseitigt wird oder gar nicht erst entsteht. So wie andere Menschen Zeitung lesen, so bezieht Michael sein Allgemeinwissen durch das Schauen von Fernsehsendungen. Sein Spitzname in der Gruppe ist „Das Lexikon“, denn er weiß wirklich viel. Mittlerweile geht er auch wie selbstverständlich mit dem Handy um. Dafür, dass er nicht lesen kann, hat er Dinge drauf, über die ich mich manchmal nur wundern kann. So schickt er mir z. B. Links zu Seiten im Internet, auf denen ich seine Wünsche anschauen kann, die ich dann bestellen darf. Ein Ferrari war zum Glück noch nicht dabei. Immer wieder kommt die Frage auf, wann er denn einen Führerschein machen könne. Ich erkläre ihm, dass man dafür Lesen und Schreiben können muss und er noch etwas üben soll, denn beides fällt ihm bis heute sehr schwer.

Michaels große Leidenschaft ist das Planen von Terminen. Er besitzt diverse Kalender, in die er seine Vorhaben einträgt. Alles will regelmäßig und ausführlich besprochen werden. Ihm gibt das Halt und Sicherheit. Es macht sein Leben vorhersehbar und gibt ihm Struktur. Eine andere Leidenschaft von ihm, die ich gar nicht mag, ist das Rumfummeln an der Fernbedienung des Fernsehers. Besonders beliebt: Einen Sendersuchlauf durchführen. Das hat im Urlaub schon dazu geführt, dass am Ende gar kein Programm mehr verfügbar war. Gar nicht witzig. Denn Fernsehen ist für Michael ein wesentlicher Bestandteil seines Alltags. Und Mama ist gar nicht gut im Reparieren solcher „Schäden". Auch die Umstellung der Sprache auf Chinesisch führte zu amüsanten Stunden, in denen ich verzweifelt versuchte, die Einstellungen wieder auf Deutsch zurückzusetzen.

Durch Michaels Auszug und das Leben in einer größeren Gemeinschaft hat er seine Sozialkompetenz noch deutlich verbessert, und er führt heute ein gutes Leben in der Gesellschaft und nicht nur an deren Rande. Trotz seiner Beeinträchtigungen hat er uns Vieles voraus, und er lehrt uns jeden Tag, dass Glücklichsein unabhängig von Normen und Normalität möglich ist.

Teil II: Pädagogische und psychologische Aspekte des Fragilen-X-Syndroms

Von Klaus Sarimski

Die Entwicklung von Michael und die Sorgen, Unsicherheiten und Belastungen im Alltag, über die Michaels Mutter berichtet, entsprechen den Erfahrungen vieler Eltern von Kindern mit Fragilem-X-Syndrom. Natürlich ist es ein „Einzelfall", und jedes Kind und jedes Elternpaar geht seinen eigenen Weg bei der „Entdeckung der Behinderung". Die fachliche Beratung, die sie erhalten, ist im einen Fall mehr, im anderen Fall weniger hilfreich. Die hier mitgeteilten Erfahrungen beanspruchen nicht, repräsentativ zu sein. Eine Ausnahme sind sie aber keinesfalls.

Um dem Leser – der selbst Mutter oder Vater eines betroffenen Kindes, Erzieher, Lehrer oder Therapeut sein mag – die Einordnung des Bildes, das er von Michael und seinem Alltag gewonnen hat, zu erleichtern, möchte ich einen kurzen Überblick über pädagogische und psychologische Aspekte des Fragilen-X-Syndroms versuchen. Manches Entwicklungs- und Verhaltensmerkmal, das genannt wird, wird der Leser aus der Beschreibung von Michael wiedererkennen. Er wird aber auch sehen, dass über das hinaus, was Kindern mit Fragilem-X-Syndrom gemeinsam ist, die individuelle Entwicklung unterschiedlich verlaufen kann. Jedes Kind mit einem Fragilen-X-Syndrom ist zunächst einmal eine kleine Persönlichkeit mit einer Lernbeeinträchtigung und einem individuellen Bedarf an Unterstützung, um in seiner Welt zurechtzukommen.

Worum handelt es sich beim Fragilen-X-Syndrom?

Das Fragile-X-Syndrom gehört zu den häufigsten angeborenen Ursachen einer Behinderung der intellektuellen Entwicklung. Anders als Kinder mit anderen genetischen Syndromen unterscheiden sich Kinder mit Fragilem-X-Syndrom in ihren körperlichen Merkmalen nur wenig von anderen Kindern. Einen Eindruck von der Vielfalt des äußeren Erscheinungsbildes vermitteln die Fotos auf der Homepage des Elternverbandes FraX e. V. (www.frax.de/fachleute). Etwa ein Drittel der Kinder zeigen keinerlei körperliche Auffälligkeiten. Der Humangenetiker ist es gewohnt, über eine sehr detailreiche Dokumentation des körperlichen Erscheinungsbildes (die so genannte dysmorphologische Begutachtung) eine Hypothese zu entwickeln, welches Syndrom vorliegen könnte. Diese Hypothese versucht er dann durch weitere Untersuchungen zu bestätigen oder zu entkräften. Bei Kindern mit Fragilem-X-Syndrom wird er in vielen Fällen ein langes, schmales Gesicht beschreiben, relativ große Ohren, überstreckbare Gelenke und eine allgemeine Hypotonie (schlaffer Muskeltonus). Dies sind aber körperliche Merkmale, die bei sehr vielen Kindern vorkommen (und deren „Auffälligkeit" sehr relativ ist). Meist wird er nur dann die Hypothese eines Fragilen-X-Syndroms formulieren, wenn das Kind sich auch kognitiv und sprachlich sehr viel langsamer entwickelt als andere Kinder und sich in bestimmten Verhaltensweisen von ihnen unterscheidet.

So ist auch die Erstbeschreibung dieses Erscheinungsbildes entstanden. In den vierziger Jahren wurde in einer Familie eine Merkmalskombination aus geistiger Behinderung, großen Ohren, langem, schmalen Gesicht, großem, vorstehenden Kinn und großen Hoden sowie Sprachauffälligkeiten beschrieben und nach den Verfassern dieser ersten Publikation als Martin-Bell-Syndrom benannt. Ende der sechziger Jahre wurde dann durch spezielle Untersuchungsmethoden des Blutes – die über die herkömmliche Bestimmung der Zahl der Chromosomen hinausgehen, wie sie z. B. beim Down-Syndrom vorgenommen wird – festgestellt, dass sich bei Kindern und Erwachsenen mit dieser Merkmalskombination eine brüchig wirkende Stelle am langen Arm des X-Chromosoms finden ließ.

Die Fortschritte der humangenetischen Untersuchungsmethoden haben es dann ab 1991 erlaubt, die spezifische genetische Besonderheit bei Kindern mit Fragilem-X-Syndrom aufzudecken. Informationen für die frühen Entwicklungsprozesse sind gespeichert in einzelnen genetischen „Bausteinen" (Genen), die von den Eltern an ihre Kinder weitergegeben werden. Ein solches Gen ist das so genannte FMR-1-Gen. Seine Funktion wird von einer bestimmten, sich wiederholenden Folge (Repeat-Sequenz) von „Steuerungsbefehlen" aktiviert. Wenn diese Steuerung entgleist, hat dies zur Folge, dass das betreffende Gen nicht aktiviert werden kann und damit ein bestimmtes Protein nicht gebildet wird. Dieses Protein hat jedoch eine wichtige Funktion bei der Steuerung der Synapsenbildung im Prozess der Hirnreifung. Wenn es fehlt, kommt es zu strukturellen Veränderungen in verschiedenen Hirnregionen. Eben diese Entgleisung einer Repeat-Sequenz liegt bei Kindern mit Fragilem-X-Syndrom vor. Statt dass sich eine Folge von Steuerungsbefehlen einige Male (in der so genannten „Normalpopulation" bis zu 50-mal) wiederholt, liegt bei ihnen die Befehlsfolge mehr als 200-mal vor. Molekulargenetische Untersuchungsmethoden können die Repeat-Sequenzlänge bestimmen und die Aktivierung des FMR-1-Gens sichtbar machen und damit eine eindeutige Antwort auf die Frage geben, ob bei einem Kind ein Fragiles-X-Syndrom vorliegt oder nicht.

Die Diagnose des Fragilen-X-Syndroms kann sich somit nicht auf spezifische Merkmale im körperlichen Erscheinungsbild stützen. Sie ist auch unter Kinderärzten und anderen Fachkräften unzureichend bekannt. Das bedeutet, dass auch heute noch viele Kinder erst sehr spät diagnostiziert werden. Man muss davon ausgehen, dass es in den Förder- und Bildungszentren mit Förderschwerpunkt Lernen oder Geistige Entwicklung viele Kinder mit dieser genetischen Anlage gibt, die nicht erkannt bzw. keinem Humangenetiker zur Untersuchung vorgestellt werden.

Internationale Studien zur Verbreitung des Fragilen-X-Syndroms sprechen für eine Auftretenshäufigkeit von 1:3600 bei Jungen und 1:4000 – 1:6000 bei Mädchen (Hunter et al., 2014). Um sich eine Vorstellung von diesen Zahlen machen zu können, seien sie mit der Häufigkeit des weitaus bekannteren Down-Syndroms (1:800) verglichen: Wenn man in einem Förderzentrum fünf Kindern mit Down-Syndrom begegnet, ist die statistische Wahrscheinlichkeit hoch, dass man auch einem Jungen mit Fragilem-X-Syndrom begegnet ist (oder hätte begegnen können, wenn seine Diagnose bekannt wäre).

Da das Fragile-X-Syndrom unter Kinderärzten und -neurologen, Psychologen und Pädagogen noch unzureichend bekannt ist, werden Entwicklungsabweichungen der betroffenen Kinder nicht selten als leichte, kompensierbare Verzögerungen oder ungewöhnliche Verhaltensweisen im frühen Kindesalter als Erziehungsfehler angesehen. Eltern fühlen sich in ihren Beobachtungen und Sorgen nicht ernstgenommen, eine gezielte Hilfe und Förderung bleibt lange Zeit aus, Unsicherheit und Zweifel an der eigenen erzieherischen Kompetenz wachsen. Nach den Ergebnissen einer umfangreichen Untersuchung in den USA wird die Diagnose eines Fragilen-X-Syndroms in den meisten Fällen erst mit drei bis vier Jahren gestellt. Dies hat sich trotz verbesserter molekulargenetischer Untersuchungsmethoden in den letzten Jahrzehnten nicht wesentlich verändert (Bailey et al., 2003).

Eltern von Kindern mit Fragilem-X-Syndrom fühlen sich im Kontext der Diagnosestellung leider in vielen Fällen nicht ausreichend über die Entwicklungsprobleme und Entwicklungsperspektiven ihres Kindes aufgeklärt. In einer Befragung von Eltern von Kindern mit Fragilem-X-Syndrom gaben 30% der Eltern an, dass das Gespräch über die Diagnose weniger als zehn Minuten gedauert habe. Die Hälfte der befragten Eltern wurde nicht von einem Facharzt für Humangenetik über die Bedeutung der Diagnose aufgeklärt, sondern von ihrem Kinderarzt. Ebenso viele vermissten ausreichende Informationen zur Behinderung und emotionale Unterstützung. 25% der Eltern betrachteten die Kommunikation mit den Ärzten insgesamt als unzureichend (Leßmann & Sarimski, 2013).

Die Entwicklungsstörung wird bei Mädchen noch seltener erkannt als bei den Jungen. Mädchen sind genetisch Träger von zwei X-Chromosomen (XX-Konstellation), bei Jungen ist ein X- mit einem Y-Chromosom kombiniert. Da Mädchen über zwei X-Chromosomen verfügen, kommt es zu einer zufallsabhängigen Aktivierung des einen oder anderen X-Chromosoms in jeder Zelle. Die Beeinträchtigungen der Entwicklung von Mädchen variieren daher mit dem Anteil von Zellen, in denen das FMR-1 Gens inaktiviert ist und sind meist weniger schwerwiegend als bei Jungen.

Die moderne humangenetische Forschung hat schließlich auch einen speziellen Vererbungsgang beim Fragilen-X-Syndrom aufklären können, der erklärt, warum die genetische Veränderung einerseits über mehrere Generationen unentdeckt bleibt, andererseits bei mehr als einem Mitglied einer (erweiterten) Familie auftreten kann. Nicht selten liegt eine Instabilität der oben beschriebenen Steuerungsmechanismen (Repeat-Sequenz) vor, bei der die „Steuerungsbefehle" mit einer Frequenz von 50 – 200-mal wiederholt werden („Prämutationsstatus"; geschätzte Häufigkeit 1:250). Liegt er bei Männern vor, wird er in der Regel unverändert an die Töchter weitergegeben. Liegt er bei Frauen vor, besteht eine erhöhte Wahrscheinlichkeit, dass im Zuge des Vererbungsprozesses die Zahl der Repeat-Sequenzen weiter steigt und es zu einer Inaktivierung des FMR-1-Gens bei dem entstehenden Kind und damit zur so genannten „Vollmutation" des Fragilen-X-Syndroms kommt.

Für die Praxis hat das zwei Konsequenzen. Es ist erstens ein wichtiger Hinweis auf ein Fragiles-X-Syndrom, wenn die Eltern bei der Untersuchung eines Kindes mit intellektueller Behinderung und auffälligen Verhaltensweisen auf Nachfrage von anderen Mitgliedern der weiteren Familie berichten, die sich nicht altersgemäß entwickelt haben. Zweitens wird beim Nachweis der Diagnose des Fragilen-X-Syndroms den Eltern geraten, auch andere Familienmitglieder (z. B. Schwestern der Mutter) über die Diagnose zu informieren, damit diese entscheiden können, ob sie sich untersuchen lassen möchten. Wenn bei ihnen die Prämutation vorliegt, besteht im Falle einer Schwangerschaft eine erhöhte Wahrscheinlichkeit, ein Kind mit Fragilem-X-Syndrom zur Welt zu bringen. Die Mitteilung der Diagnose sollte daher mit einer ausführlichen humangenetischen Beratung verbunden werden.

Ein spezifischer Verhaltensphänotyp?

Seit den 1980er Jahren haben sich zahlreiche Arbeitsgruppen mit der Frage beschäftigt, ob Kinder mit einem bestimmten genetischen Syndrom sich in bestimmten Entwicklungs- und Verhaltensmerkmalen ähneln und von anderen Kindern mit jeweils anderen genetischen Syndromen unterscheiden. Dazu wurde der Begriff des „Verhaltensphänotypen" geprägt.

Ein Verhaltensphänotyp ist zu verstehen als eine Kombination von bestimmten Entwicklungs- und Verhaltensmerkmalen, die bei Kindern und Erwachsenen mit einem definierten genetischen Syndrom mit einer höheren Wahrscheinlichkeit auftritt, als bei Kindern und Erwachsenen mit einer Behinderung anderer Ursache. Das Wissen um solche Entwicklungs- und Verhaltensmerkmale dient zur:

- Formulierung von Entwicklungsperspektiven in der Beratung von Eltern, Pädagogen und Therapeuten.
- Erleichterung des Verständnisses für besondere Verhaltensweisen.
- Formulierung von pädagogisch-therapeutischen Schwerpunkten.

Mit dem Begriff des Verhaltensphänotypen ist nicht die Vorstellung verbunden, dass bestimmte Entwicklungs- und Verhaltensmerkmale nur bei Kindern mit Fragilem-X-Syndrom – und nicht bei anderen Kindern mit Lernbeeinträchtigungen – oder dass sie bei allen Kindern mit Fragilem-X-Syndrom in gleicher Ausprägung vorkommen. Vielmehr gilt, dass charakteristische Merkmale bei Kindern und Erwachsenen mit Lernbeeinträchtigungen allgemein, bei diesem Syndrom aber häufiger auftreten („partielle Spezifität") und dass ihre Ausprägung individuell variabel ist. Die genetische Veränderung, die bei Kindern mit Fragilem-X-Syndrom vorliegt, lässt sich als genetische Prädisposition für die Ausbildung von bestimmten Verhaltensmerkmalen verstehen. Das heißt nicht, dass sie genetisch determiniert und somit von sozialen Bedingungen der Entwicklung und Lernprozessen der Kinder unbeeinflusst und unveränderlich wären.

Genetische Prädispositionen finden sich nicht nur bei Kindern mit Lernbeeinträchtigungen. So hat die moderne Entwicklungsforschung z. B. gezeigt, dass sich viele Kinder mit Ängsten und gehemmten Verhaltensweisen – aber intellektuell völlig unbeeinträchtigter Entwicklung – bereits im frühesten Kindesalter von anderen Kindern unterscheiden. Sie stehen neuen Reizen weniger offen gegenüber und sind leichter durch sie aus dem Gleichgewicht zu bringen. Solche Unterschiede in der so genannten „Fähigkeit zur Selbstregulation" werden von Säuglingsforschern ebenfalls als anlagebedingt betrachtet. Die genetische Prädisposition von Kindern mit Fragilem-X-Syndrom ist ähnlich zu verstehen.

Das Wissen um syndromspezifische Entwicklungs- und Verhaltensmerkmale kann für Eltern sehr hilfreich sein. Es gibt ihnen die Möglichkeit, sich ein Bild von Entwicklungschancen ihrer Kinder, ihren Stärken und ihrem Förderbedarf zu machen; ein solches Bild ist außerordentlich wichtig, wenn sie sich mit der zunächst niederschmetternden Diagnose einer dauerhaften intellektuellen Behinderung ihres Kindes auseinandersetzen müssen und wieder Zuversicht für die gemeinsame Zukunft zu gewinnen versuchen. Außerdem kann es sehr entlasten und helfen, die Verhaltensweisen ihres Kindes besser zu verstehen. Es macht es leichter, anderen zu erklären, warum sich das Kind mit Fragilem-X-Syndrom zu Hause, bei Besuchen, auf dem Spielplatz oder im Kindergarten so verhält, wie es sich verhält – manchmal stürmisch, impulsiv und ohne böse Absicht zerstörerisch – macht es leichter, Zweifel an der eigenen Kompetenz aufzulösen und Vorwürfe zu entkräften, das Verhalten sei Ausdruck unzureichender Erziehungsfähigkeit der Eltern.

Kognitive Stärken und Schwächen

Studien zur kognitiven und sprachlichen Entwicklung bezogen sich zunächst vor allem auf Jungen mit Fragilem-X-Syndrom; seit den 2000ern sind jedoch auch viele Erfahrungen zur Entwicklung von Mädchen systematisch gesammelt worden. Wenn man die Entwicklung der Jungen mit standardisierten Entwicklungs- und Intelligenztests dokumentiert, zeigen sich beträchtliche individuelle Unterschiede im Entwicklungsverlauf. Alle Jungen haben jedoch mehr oder weniger ausgeprägte Lernbeeinträchtigungen. Betrachtet man die Studienergebnisse, so liegen die Entwicklungs- und Intelligenzquotienten im Durchschnitt bei 50. Bei etwa 90% der Jungen und Männer mit Fragilem-X-Syndrom liegt eine intellektuelle Behinderung vor. Sie ist definiert als Abweichung der intellektuellen und adaptiven Kompetenzen um mehr als zwei Standardabweichungen vom Durchschnitt der Altersgruppe. Das gilt aber nicht für alle Kinder. Vor allem im frühen Kindesalter, d.h. mit zwei, drei oder vier Jahren, liegen die kognitiven Fähigkeiten einiger Jungen mit Fragilem-X-Syndrom noch im Spektrum des Alterstypischen. Das ist bei Kindern im Schulalter nur sehr selten der Fall. Die Bewältigung der abstrakten kognitiven Anforderungen, die in Intelligenztests in diesem Alter gestellt werden, bereitet ihnen dann oft große Schwierigkeiten.

Das bedeutet auch, dass die meisten Jungen mit Fragilem-X-Syndrom ein Förder- und Bildungszentrum mit dem Förderschwerpunkt Geistige Entwicklung (das in den einzelnen Bundesländern unterschiedliche Bezeichnungen trägt) besuchen. Im Zuge der Entwicklung inklusiver Schulformen hat in den letzten Jahren auch die Zahl der Jungen mit Fragilem-X-Syndrom zugenommen, die am gemeinsamen Unterricht von Kindern mit und ohne Behinderung in der allgemeinen Schule teilnehmen. Aktuelle Zahlen hierzu liegen jedoch nicht vor.

Das Ergebnis von Intelligenztests spiegelt natürlich nur einen Teil der Fähigkeiten von Kindern wider – vor allem solche, die nötig sind, um mit den Anforderungen des herkömmlichen Schulsystems fertigzuwerden. Viele andere Fähigkeiten, die für die praktische und soziale Lebensbewältigung sehr wichtig sind, werden mit solchen Tests nicht erfasst: selbstständiges Essen, An- und Ausziehen, der rechtzeitige Gang zur Toilette, Waschen und Duschen, Mithilfe im Haushalt, einfaches Kochen und Backen, Umgang mit technischen Geräten, kleine Einkäufe im Geschäft um die Ecke, Ausflüge zum Spielplatz, Radfahren, selbstständige Besuche bei anderen Kindern, die Entwicklung von Freundschaften, Beteiligung an sportlichen oder musikalischen Aktivitäten… All diese Fähigkeiten sind für das Gelingen eines befriedigenden Alltags und der sozialen Integration von hoher Bedeutung und können von vielen Jungen mit Fragilem-X-Syndrom erlernt werden. Offenbar verfügen Kinder mit Fragilem-X-Syndrom über ein uneinheitliches Fähigkeitsprofil. Sie können sich viele Fertigkeiten des praktischen Lebens aneignen und sich gleichzeitig mit bestimmten schulischen Lernanforderungen außerordentlich schwertun.

In einer umfangreichen Erhebung, die Bailey, Raspa und Olmsted (2010) in der amerikanischen Selbsthilfegruppe durchführten, berichteten die Mehrzahl der 981 Eltern, die an dieser Befragung teilnahmen, dass ihre Kinder im Schulalter über viele der genannten praktischen Fertigkeiten verfügen. Dem gegenüber zeigt sich ein wesentlich größerer Unterstützungsbedarf beim Erwerb schulischer Fähigkeiten, z.B. beim Schriftspracherwerb. Etwa 50% der Kinder hatten gelernt, einfache Sätze zu lesen, nur etwa 20% waren in der Lage, neue Texte zu lesen und ihren Sinn zu erfassen.

Auch hierzu geben Entwicklungsstudien einigen Aufschluss. Jungen mit Fragilem-X-Syndrom weisen spezifische Merkmale in ihren kognitiven Profilen auf. Psychologen sprechen dabei von simultanen und sequentiellen Verarbeitungsprozessen sowie Auffälligkeiten in den exekutiven Funktionen, die das Lernen und Verhalten steuern. Sie gelten als Kernsymptome des Fragilen-X-Syndroms. Jungen mit Fragilem-X-Syndrom können meist recht viele Aufgaben lösen, die das Erfassen von anschaulichen Zusammenhängen oder das Abrufen sprachgebundenen Wissens prüfen. Andererseits haben die gleichen Jungen oft große Schwierigkeiten mit Aufgaben, bei denen sie einzelne Informationen in ihrer Reihenfolge ordnen oder wiedergeben sollen (z. B. wenn sie sich eine Reihenfolge von Worten, Zahlen oder Aufträgen merken sollen), bzw. eine (logische) Abfolge selbstständig planen sollen (z. B. Fotos von einem Geschehen in die richtige Reihenfolge bringen sollen). Es fällt ihnen schwer, impulsive Reaktionen auf Reize zu kontrollieren, ihre Aufmerksamkeit flexibel zu steuern und sprachliche Informationen kurzzeitig im Arbeitsgedächtnis zu speichern, um komplexe Aufgaben zu bearbeiten (Schmitt et al., 2019; Abbeduto et al., 2021). Diese Auffälligkeiten sind nicht allein durch die intellektuelle Behinderung zu erklären, sondern gehen in vielen Fällen über die Schwierigkeiten hinaus, die bei anderen Kindern mit Lernbeeinträchtigungen zu beobachten sind.

Man kann sich diese unterschiedlichen Verarbeitungsweisen an Alltagsbeispielen verdeutlichen. Wenn jemand z. B. vor einem verkehrsreichen großen Platz in einer Stadt steht, kann er entweder alle Eindrücke „gebündelt“ unter dem Begriff „Straßenkreuzung“ einordnen, oder seine Aufmerksamkeit nacheinander auf die einzelnen Elemente, wie die Ampeln an den verschiedenen Straßenecken, die Autos, die an- und abfahren, Menschen, die an den Fußgängerüberwegen warten oder gehen, Geschäftsreklamen, Straßenschilder, usw. richten. Im ersten Fall handelt es sich um ein Beispiel „simultaner Verarbeitung“, im zweiten Fall um eine sequenzielle Verarbeitungsstrategie. Man kann sich vorstellen, dass jemand mit einer Stärke für simultane Verarbeitungsanforderungen in vielen Situationen recht gut weiß, was zueinander passt, sich Begriffe merken, eine Handlung beobachten und nachahmen kann. Er wird aber größere Schwierigkeiten haben, aus dem Gedächtnis die genaue Abfolge eines Geschehens wiederzugeben oder eine komplexe Handlung im Kopf vorauszuplanen und mögliche Wege zum Ziel gegeneinander abzuwägen. Im Schulunterricht wird es ihm wahrscheinlich leichter fallen, sich die Bedeutung von Wortkarten einzuprägen und lesen zu lernen, dagegen mag er schon mit einfachen Additionen und Subtraktionen überfordert sein, wenn er die Rechenoperationen im Kopf ausführen, sich Zwischenergebnisse beim Zehnerübergang u. Ä. merken soll. Genau dieses Muster von Stärken und Schwächen finden wir bei vielen Jungen mit Fragilem-X-Syndrom.

Gibt es auch spezifische sprachliche Merkmale?

Die sprachliche Entwicklung verläuft gleichfalls langsamer als bei anderen Kindern. Der Wortschatzerwerb verläuft von Anfang an verzögert. Auch in dieser Hinsicht gibt es aber sehr große individuelle Unterschiede. Einzelne Jungen mit Fragilem-X-Syndrom beginnen mit zwei Jahren, die ersten Worte zu gebrauchen, andere erwerben erst mit vier oder fünf Jahren erste Worte und beginnen sie dann allmählich zu kombinieren.

Im Allgemeinen zeigen die Forschungsarbeiten, dass sich die Entwicklung des Sprachverständnisses im gleichen Tempo vollzieht wie die Entwicklung der übrigen Lern- und Verarbeitungsfähigkeiten, die Entwicklung des sprachlichen Ausdrucksvermögens demgegenüber etwas langsamer. Bei vielen Jungen im Schulalter unterscheiden sich Wortschatz und Satzbau aber nicht von dem anderer Kinder mit Lernbeeinträchtigungen (Abbeduto et al., 2021).

Wenn standardisierte Testverfahren eingesetzt werden, entspricht der Umfang des Wortschatzes und die Fähigkeit zur Satzbildung von Jungen mit Fragilem-X-Syndrom den sprachlichen Kompetenzen von Kindern mit dem gleichen kognitiven Entwicklungsalter. Allerdings haben sie Schwierigkeiten, diese Kompetenzen im alltäglichen Gespräch einzusetzen. Dann sind ihre Äußerungen wesentlich kürzer und weniger komplex. Offenbar stellen Gesprächssituationen höhere Anforderungen an die Steuerung von Aufmerksamkeitsprozessen und die „Handlungsplanung“, so dass es ihnen schwerfällt, ihr sprachliches Wissen adäquat einzusetzen.

Allerdings wirken sich die geschilderten Probleme der „Handlungsplanung“ auch auf das Gelingen der sprachlichen Kommunikation aus. Im Gespräch mit anderen Kindern oder Erwachsenen fällt es vielen Jungen mit Fragilem-X-Syndrom schwer, sich auf eine Frage oder ein Thema einzustellen, das vom Gesprächspartner eingeführt wird. Oft hat man den Eindruck, die jeweilige Antwort des Kindes geht am Thema vorbei, das Kind reagiert nur auf ein „Schlüsselwort“ in der Frage und gibt dazu eine „assoziative“ Antwort oder es wiederholt bestimmte Sätze oder Themen immer aufs Neue. Psychologen sprechen dabei von „tangentialen Äußerungen“ und von „Perseverationen“. Offenbar sind die Kinder sehr bemüht zu antworten und möchten das Gespräch aufrechterhalten, haben aber große Schwierigkeiten, ihren eigenen „Beitrag“ zu planen und auf den Gesprächsfluss abzustimmen (Martin et al., 2012). Das macht es manchmal für den Zuhörer sehr schwer, das Kind zu verstehen.

Hinzu kommt, dass das Sprechtempo vieler Jungen mit Fragilem-X-Syndrom sehr hoch ist, sein Redefluss „polternd“ – wie die Logopäden dies nennen – und die Lautbildung oft recht ungenau ist. Ein Grund für die Artikulationsprobleme liegt sicherlich in der allgemeinen Hypotonie vieler Kinder; sie schließt auch oral-motorische Reifungsverzögerungen ein, so dass die präzisen Lippen-, Mundschluss- u. a. Bewegungen, die bei der Artikulation erforderlich sind, nicht so gut gelingen. Dies macht sich besonders dann bemerkbar, wenn die Kinder sehr aufgeregt sind und etwas erzählen möchten, was ihnen sehr wichtig ist, bzw. sie in Situationen oder zu Themen angesprochen werden, bei denen sie sich unbehaglich und unsicher fühlen. Einige Forschungsarbeiten haben gezeigt, dass auch tangenzielle und perseverierende Äußerungen viel häufiger auftreten, wenn der Gesprächspartner fremd ist oder etwas Ungewohntes fragt, als wenn das gleiche Kind über etwas mit einer vertrauten Bezugsperson spricht, bei dem es „sich auskennt“.

Soziale Scheu, Impulsivität und Hyperaktivität

So wie sich in den Entwicklungsstudien spezifische Merkmale der kognitiven Verarbeitung und der sprachlichen Kompetenz bei Jungen mit Fragilem-X-Syndrom haben beschreiben lassen, finden sich auch bestimmte Verhaltensmerkmale bei dieser Gruppe von Kindern wesentlich häufiger und ausgeprägter als bei anderen Kindern mit Lernbeeinträchtigungen (Bailey et al., 2010; Hardiman & McGill, 2018; Abbeduto et al., 2021). Dazu gehören vor allem:

- Überempfindlichkeit für (taktile u.a.) Reize
- Impulsivität/Probleme der Aufmerksamkeitssteuerung
- Hyperaktivität
- Neigung zu Armwedeln und/oder Handbeißen
- Soziale Scheu und ängstliches Verhalten

Die meisten Untersuchungen von Verhaltensmerkmalen erfolgten mit Hilfe von standardisierten Fragebögen. Eltern und Betreuer der Kinder wurden gebeten, eine Reihe von Verhaltensbeschreibungen daraufhin zu beurteilen, ob sie für das jeweilige Kind mit Fragilem-X-Syndrom charakteristisch sind oder nicht. Die Angaben wurden dann mit denen zu Kindern mit Lernbeeinträchtigungen anderer Ursache verglichen. Mittlerweile liegen eine Vielzahl solcher Studien aus unterschiedlichen Ländern vor. Sie kommen zu sehr ähnlichen Ergebnissen; teilweise beruhen sie auf Fragebögen, die ursprünglich für nicht behinderte Kinder entwickelt wurden, teilweise auf solchen, die ausdrücklich für Kinder mit intellektueller Behinderung konzipiert sind. Arbeitsgruppen, die die Kriterien für die Diagnose kinder- und jugendpsychiatrischer Störungsbilder anlegen, kommen dem entsprechend zu dem Schluss, dass bei der Mehrzahl der Jungen mit Fragilem-X-Syndrom die Symptome einer Aufmerksamkeitsdefizit-/Hyperaktivitätsstörung und/oder einer Angststörung vorliegen (Cordeiro et al., 2011; Thurman et al., 2014).

Eine dieser Studien bezog sich auf eine Befragung von 63 Eltern von Jungen mit Fragilem-X-Syndrom im Schulalter. Wir verglichen den Ausprägungsgrad von bestimmten Verhaltensmerkmalen mit Vergleichsdaten, die bei anderen Kindern mit Lernbeeinträchtigungen erhoben wurden (Sarimski, 2003). Die Werte, die sich aus den Angaben der Eltern ergaben, lagen bei mehr als der Hälfte der Jungen in den Skalen „Hyperaktivität“, „zwanghaft-ritualistisches Verhalten“ und „Reizempfindlichkeit“ weit über dem Durchschnitt der Vergleichsgruppe; bei etwa einem Drittel der Jungen galt das auch für „soziale Unsicherheit“ und die Neigung zu „stereotypen Verhaltensweisen“. Wenn die gleichen Fragebögen von den Lehrern der Kinder ausgefüllt wurden, ergab sich ein sehr ähnliches Bild. In ihren Augen zeigten die meisten Jungen mehr hyperaktives Verhalten und soziale Unsicherheit als sie dies von anderen Kindern mit Lernbeeinträchtigungen und intellektueller Behinderung kennen. Zwanghaftes Verhalten und Reizempfindlichkeit waren ihnen weniger oft auffällig. Dies mag daran liegen, dass sie – anders als die Eltern – solche Verhaltensweisen aus dem Alltag mit anderen Kindern mit intellektueller Behinderung kennen und als für diese Gruppe nicht ungewöhnlich betrachten. Es könnte auch sein, dass Lehrer die Neigung zu zwanghaftem Verhalten und eine besondere Reizempfindlichkeit als Ursache für belastende Verhaltensweisen, die Jungen mit Fragilem-X-Syndrom in der Gruppe zeigen, weniger wahrnehmen.

Verhaltensauffälligkeiten zeigen sich bereits im frühen Kindesalter. In einer Befragung, die in Zusammenarbeit mit der deutschen Selbsthilfegruppe durchgeführt wurde, wurden 26 Eltern von Jungen im Alter zwischen zwei und sieben Jahren nach ihren Verhaltensmerkmale befragt. Im Vergleich zu Kindern gleichen Alters schilderten wesentlich mehr Eltern ihre Kinder als hyperaktiv und sozial zurückgezogen (Sarimski, 2012).

Nicht alle Verhaltensmerkmale sind für alle Altersstufen charakteristisch. So zeigt sich z.B., dass das hyperaktive Verhalten, das die sozialen Beziehungen vieler Jungen mit Fragilem-X-Syndrom im Vorschul- und Schulalter sehr belastet, mit zunehmendem Alter nachlässt und ältere Jugendliche und Erwachsene in ihren Bewegungen und ihrer Aktivität sich nicht von anderen Jugendlichen und Erwachsenen mit Lernbeeinträchtigungen unterscheiden. Andererseits erweist sich eine besondere soziale Scheu vor fremden, neuen Anforderungen bereits als charakteristisch für viele Jungen im frühen

Kindesalter und unterscheidet sie von anderen Kindern mit Lernbeeinträchtigungen. Soziale Unsicherheit und Scheu wird auch später im Erwachsenenalter als besondere Eigenart von Menschen mit Fragilem-X-Syndrom geschildert.

Solche Ergebnisse, die mit Fragebögen gewonnen wurden, geben Hinweise auf bestimmte Verhaltensformen, die bei Jungen mit Fragilem-X-Syndrom häufiger oder stärker auftreten als bei anderen Kindern. Dies bedeutet jedoch nicht, dass sie unabhängig von der jeweiligen sozialen Situation oder Anforderung – quasi als genetisch determinierte Persönlichkeitseigenschaft – auftreten. Vielmehr sind sie zu verstehen als Reaktionen der Kinder auf bestimmte Reizkonstellationen oder soziale Anforderungen, die sie nicht mit anderen – in unserem Verständnis „unauffälligen" – Verhaltensweisen zu bewältigen vermögen. Viele Beobachtungen sprechen dafür, dass es Jungen mit Fragilem-X-Syndrom schwerer fällt als anderen Kindern, die Vielfalt der Reize, die sie wahrnehmen, zu „filtern", nach wichtig und (im Moment) unwichtig zu ordnen, impulsive Reaktionen zu hemmen, zielgerichtete Handlungen zu planen und „geordnet" auszuführen. Psychologen sprechen dabei von einer genetisch bedingten Vulnerabilität für bestimmte soziale Anforderungen aufgrund von Störungen der Wahrnehmungsverarbeitung und der Kontrolle über Aufmerksamkeit und Handlungen (den so genannten exekutiven Funktionen).

Reduzierte Fähigkeit zur Reizverarbeitung und -filterung, Neigung zu impulsiven Reaktionen und Probleme der Planung geordneter Handlungsabläufe sind Teilaspekte, die man unter dem Oberbegriff der „Schwierigkeiten der Selbstregulation" zusammenfassen könnte. Wie diese Schwierigkeiten miteinander und mit der genetischen Veränderung, die bei Kindern mit Fragilem-X-Syndrom vorliegt, zusammenhängen, lässt sich noch nicht befriedigend erklären. Sie machen aber verständlich, warum Eltern und Pädagogen von Kindern mit Fragilem-X-Syndrom so oft berichten, dass die Jungen von fremden, neuen Anforderungen oder Situationen mit großer Reizvielfalt oft überfordert scheinen, gerade in solchen Situationen zu ungewöhnlichen Verhaltensweisen, wie Wedeln mit den Armen oder Beißen in den eigenen Handrücken, neigen und es ihnen so schwer zu fallen scheint, Handlungsimpulse zu kontrollieren, obgleich sie wissen, was von ihnen erwartet wird, oder dass sie sich mit ungestümem Verhalten keine Freunde machen (Symons et al., 2010; Langthorne et al., 2011). Die gleichen Jungen können in vertrauter Umgebung, bei vertrauten Anforderungen kooperativ und kompetent handeln.

Solche spezifischen Verhaltensmerkmale als Ausdruck einer genetischen Disposition im Sinne einer erschwerten Selbstregulation (Filterung von Reizeindrücken, Kontrolle über impulsive Reaktionen und Planung geordneter Handlungen) zu verstehen, bedeutet natürlich nicht, dass die entsprechenden Verhaltensweisen als unveränderlich akzeptiert werden müssten. Aber das Wissen um syndromspezifische Grundlagen kann helfen, sich im erzieherischen Vorgehen und in der Förderung des Kindes möglichst früh auf diese Besonderheiten einzustellen.

Frühe Förderung

Viele Kinder erhalten bereits eine Physiotherapie, heilpädagogische Frühförderung, Ergotherapie oder logopädische Behandlung, bevor die Diagnose eines Fragilen-X-Syndroms gestellt ist. Sie gelten dann zunächst als Kinder mit allgemeiner Entwicklungsretardierung unklarer Ursache.

Auch nach der Diagnosestellung wird sich das pädagogische und therapeutische Vorgehen nicht grundlegend verändern, sondern an den individuellen Fähigkeiten und Bedürfnissen des Kindes orientieren. Es wäre falsch, mit dem Konzept eines syndromspezifischen Verhaltensphänotypen die Vorstellung zu verbinden, dass es auch eine für das Fragile-X-Syndrom spezifische Therapie gäbe. Es ist aber sinnvoll, die Auswahl der Förderziele auf das zu fokussieren, was die Entwicklung und soziale Partizipation von Jungen mit dieser genetischen Besonderheit nachhaltig zu beeinträchtigen droht und ihnen in diesen Bereichen eine intensive Unterstützung zu geben. Ebenso gilt es, den Eltern zu helfen, die sozial auffälligen Verhaltensformen im Alltag als Ausdruck syndromspezifischer Schwierigkeiten der Reizverarbeitung, der Kontrolle über impulsive Reaktionen und Planung komplexer Handlungen zu verstehen und das erzieherische Vorgehen bestmöglich darauf einzustellen.

Sowohl bei entwicklungsdiagnostischen Untersuchungen als auch bei der Erprobung therapeutischer Ansätze ist es wichtig, um die besondere soziale Scheu von Jungen mit Fragilem-X-Syndrom vor neuen Anforderungen zu wissen. Sich auf Aufgaben in der Interaktion mit einem fremden Untersucher oder Therapeuten in einem fremden Raum einzulassen, kann ihre Reizverarbeitungsfähigkeit und soziale Kompetenz bei weitem überfordern. Es kann sein, dass sie sich ganz und gar zurückziehen oder mit ausweichendem, impulsivem, abwehrendem Verhalten reagieren. Dies bedeutet nicht, dass sie grundsätzlich nicht zur Mitarbeit bereit wären; sie finden aber keinen anderen Weg, um die Überforderung durch diese Situation für sich zu lösen. Untersucher und Therapeuten müssen auf diese Reaktionsformen vorbereitet sein. Erst wenn das Kind sich (in einer Reihe aufeinander folgender Termine) an die soziale Situation hat gewöhnen können, lässt sich ein valides Bild seiner Fähigkeiten gewinnen.

Tätigkeiten des praktischen Lebens und zur Schulung von Wahrnehmungsprozessen nach dem Konzept der Montessori-Heilpädagogik stellen bei vielen Kindern einen günstigen Einstieg in die pädagogische Förderung dar. In einer vorbereiteten Umgebung kann das Kind auswählen, welche Tätigkeiten sein Interesse herausfordern. Es übt die Fertigkeiten des täglichen Lebens ein (z.B. Umfüllen, Schütten, Abmessen) und erfährt durch sein handelndes Erkunden mit Sinnesmaterialien Zusammenhänge wie Größenordnungen, Gemeinsamkeiten der Form oder Farbe. Die Materialien sind so gestaltet, dass sie dem Kind helfen, seine Aufmerksamkeit auf die für die gewählte Tätigkeit relevanten Reize zu fokussieren. Der Pädagoge oder Therapeut versteht sich als Partner in einer gemeinsamen Tätigkeit, der dem Kind eine Sequenz von mehreren Handlungsschritten auf dem Weg zu einem vom Kind selbst gewählten Ziel demonstriert. Diese Demonstration ist so klar strukturiert und ritualisiert, dass es dem Kind leichtfällt, die Abfolge der Schritte nachzuahmen und in das eigene Repertoire von Kompetenzen zu übernehmen. Die Materialien lassen selbst oft eine Fehlerkontrolle zu, d.h., das Kind kann während der Bearbeitung der Aufgabe seine Lösungsschritte kontrollieren und diese bei Misserfolgen selbstständig korrigieren.

Übungsangebote aus dem Konzept der Sensorischen Integrationstherapie nach J. Ayres enthalten viele Elemente zur Förderung der

Reizverarbeitung, der Selbststeuerung über impulsive Reaktionen und der Fähigkeit zur Handlungsplanung. Die Übungsbehandlung erfolgt mittels einer Stimulation der Körperwahrnehmung durch Aktivierung der Basissinne, d.h. der Signale von Muskel- und Sehnenrezeptoren (propriozeptive Wahrnehmung), von Hautrezeptoren (taktile Wahrnehmung) und Gleichgewichtsorgan (vestibuläre Wahrnehmung). Ziel der sensorischen Integrationstherapie ist es, durch vielfältige und sorgfältig dosierte Sinneseindrücke die Reizverarbeitung zu verbessern, Überempfindlichkeit für taktile, orale, akustische, optische oder olfaktorische Reize abzubauen und Erregung und Aufmerksamkeit besser regulieren zu lernen. Hierzu dienen Übungen des Gleichgewichts, der Tiefensensibilität, des Tastsinns, der Augenbeweglichkeit und Lateralität mit verschiedenen Bewegungs- und Spielgeräten und Materialien.

Im Rahmen dieses Behandlungskonzepts können auch eine Reihe von Hilfen für den Alltag eingeführt werden, die dem Kind zu einer besseren Körperwahrnehmung und Aufmerksamkeitskontrolle verhelfen. So können z.B. spezielle Sitzkissen dazu beitragen, dass ein Kind ruhiger sitzen bleiben kann. Die Konzentrationsfähigkeit kann gesteigert werden, indem vor Beginn der Lernaktivität einige Minuten intensive Körpereindrücke geboten werden durch Massage, Bürsten etc.; während einer Tätigkeit kann z.B. eine orale Selbststimulation durch Kauen von Kaugummis dazu beitragen, die Aufmerksamkeit besser auf das Arbeitsmaterial zu fokussieren. Entspannungsangebote durch Schaukeln, Springen auf dem Trampolin oder Musik in der Kindergruppe vorzubereiten und für das Kind einen rhythmischen Wechsel aus entspannten Bewegungsspielen und Arbeiten, die konzentrierte Aufmerksamkeit erfordern, zu planen, kann die soziale Partizipation im Kindergarten erleichtern und problematischen impulsiven und hyperaktiven Verhaltensweisen entgegenwirken.

Keines dieser Förder- und Therapiekonzepte ist für jedes Kind mit Fragilem-X-Syndrom notwendig oder geeignet. Jedes dieser Förder- und Behandlungselemente ist nicht nur für Jungen mit Fragilem-X-Syndrom nützlich, sondern auch für viele andere Kinder mit Problemen der Reizverarbeitung und Steuerung impulsiver und hyperaktiver Verhaltensformen. Auch wenn es keine wissenschaftlichen Belege dafür gibt, sprechen viele Erfahrungen dafür, dass solche Elemente dem Förderbedarf dieser Gruppe von Kindern mit Lernbeeinträchtigungen in besonderer Weise entsprechen. Das spiegelt sich z. B. auch in der Empfehlung amerikanischer Therapeuten wider, bei Jungen mit Fragilem-X-Syndrom Elemente der Sensorischen Integrationstherapie innerhalb einer kombinierten Übungsbehandlung mit anderen Konzepten, z. B. zur Förderung von Wortschatz, Satzbau und Artikulation zu verbinden. Sprachbezogene Förderziele können leichter erreicht werden, wenn Hilfen zur Aufmerksamkeitssteuerung und Hemmung impulsiver Reaktionsformen in die Übungsbehandlung einbezogen werden.

Es gilt, verschiedene Förder- und Behandlungskonzepte miteinander zu kombinieren und auf die spezifischen Bedürfnisse von Kindern mit Fragilem-X-Syndrom abzustimmen. Das bedeutet nicht, zwei, drei oder gar vier verschiedene Einzeltherapien nebeneinander durchzuführen. Wünschenswert ist vielmehr ein interdisziplinäres Zusammenarbeiten bei dem Versuch, einen einheitlichen Förderplan für das jeweilige Kind zu formulieren und die Eltern intensiv einzubeziehen. Sie müssen fachlich beraten werden, wie sie Lernsituationen vorbereiten und ihrem Kind systematisch helfen können, Reize immer besser zu verarbeiten, seine Aufmerksamkeit zu regulieren und seine Handlungen zu steuern. Auf diese Weise lassen sich viele Situationen des alltäglichen Lebens und des gemeinsamen Spiels nutzen, um Lernprozesse zu fördern, ohne dass die Eltern in die Rolle von Ko-Therapeuten oder Übungsleitern geraten. Vielmehr erleben sie sich erfolgreich bei dem Bemühen, die Kinder in ihrer Entwicklung zu unterstützen, und sie freuen sich mit ihnen am Gelingen gemeinsamer Aktivitäten.

Soziale Beteiligung in Kindergarten und Schule

So wenig wie es eine syndromspezifische Therapie für Jungen mit Fragilem-X-Syndrom gibt, gibt es den „idealen“ Kindergarten für sie. Viele Jungen besuchen inklusive Kindertagesstätten – anderen ist die sehr viel kleinere Gruppe und das höhere Ausmaß an pädagogischer Assistenz, die in einem heilpädagogischen Kindergarten möglich sind, eine Hilfe, um sich am Gruppengeschehen zu beteiligen. Genauso unterschiedlich kann die Entscheidung für die Wahl der Schule ausfallen.

Sie hängt nicht nur vom Grad der Lernbeeinträchtigungen und des Unterstützungsbedarfs des einzelnen Kindes ab, sondern auch von den regionalen Möglichkeiten. Grundsätzlich besteht die Wahl zwischen dem Besuchs eines Förderzentrums mit dem Förderschwerpunkt Geistige Entwicklung und der Anmeldung in einer allgemeinen Schule mit inklusivem Konzept, bei dem Kinder mit erheblichem sonderpädagogischen Förderbedarf am gemeinsamen Unterricht mit nicht behinderten Kindern teilnehmen und hinreichende pädagogische Unterstützung erhalten, um den Prozess der Integration in der Klasse gelingen zu lassen. Die Rahmenbedingungen und Unterstützungssysteme für die soziale Teilhabe mit Kindern mit Lernbeeinträchtigungen sind allerdings regional sehr unterschiedlich. In einigen Fällen werden diesen Kindern Assistenzkräfte als Schulbegleiter zugeordnet. Eine Reduzierung der Klassenstärke, die Differenzierung von Lernzielen und individuell angepasste Unterstützung bei Lernprozessen je nach den intellektuellen Voraussetzungen der Schüler sowie die Beteiligung eines Sonderpädagogen am Unterricht – also Bedingungen, unter denen es möglich wäre, den besonderen Bedürfnissen der Kinder angemessen gerecht zu werden – sind nur selten gegeben. In diesem Zusammenhang ist wichtig zu wissen, dass sich auch viele Eltern von Schülern mit Fragilem-X-Syndrom, die ein Förderzentrum besuchen, durchaus zufrieden über die Qualität der schulischen Förderung äußern.

Wenn die Eltern eine inklusive Beschulung anstreben, können sie – wie gesagt – die Finanzierung eines Schulbegleiters bei der zuständigen Sozialbehörde beantragen. Allerdings ist damit noch nicht gewährleistet, dass eine soziale Teilhabe am Unterricht in der Klasse wirklich gut gelingt. Die wenigsten Schulbegleiter haben eine pädagogische Ausbildung; d. h. sie sind darauf angewiesen, von den Lehrkräften angeleitet zu werden, wie sie das Kind konkret unterstützen können. Leider zeigt sich häufig, dass sich nicht alle Lehrkräfte dafür verantwortlich fühlen. In der Praxis arbeitet der Schulbegleiter nicht selten mit dem Jungen mit Fragilem-X-Syndrom am Rande der Gruppe und soll darauf achten, dass der Unterricht der anderen Kinder in der Klasse möglichst wenig „gestört“ wird.

Unabhängig von der Wahl, welche Schule das Kind besucht, hängt das Gelingen von Lernprozessen bei Schülern mit Lernbeeinträchtigungen von einigen allgemeinen Merkmalen des Unterrichtsgeschehens ab. Dazu gehören:

- Systematische Instruktion zum Erwerb von Kompetenzen im Lesen, Schreiben, Rechnen.
- Strukturierte, schrittweise und direkte Anleitung zum Erwerb von sozialen und praktischen Fertigkeiten.
- Konsistente Führung bei Anforderungen.
- Reichhaltiger Gebrauch positiver Anreize und Bestärkungen.
- Gelegenheiten zum Modelllernen.

Wiederum gelten diese Merkmale nicht allein für die schulische Arbeit mit Kindern mit Fragilem-X-Syndrom. Mehr als bei anderen Kindern mit Lernbeeinträchtigungen hängt das Gelingen der Beteiligung am Unterricht und der sozialen Integration aber wohl davon ab, dass es gelingt, (Reiz-)Überforderungen zu vermeiden. In diesem Sinne ist ein amerikanisches Buch zur Arbeit mit Kindern mit Fragilem-X-Syndrom überschrieben mit dem Motto „Fragile X – Handle with Care!" (Braden 1999):

- Vorbereitung eines ablenkungsarmen Arbeitsplatzes.
- Gliederung von Arbeitsaufträgen in Abschnitte.
- Systematische Vorbereitung von Rückzugsmöglichkeiten.
- Regelmäßige Möglichkeit zu Bewegungsaktivitäten.
- Ritualisierung von Arbeitsabläufen.
- Visuelle Veranschaulichung durch „optische Stunden- oder Arbeitspläne".
- Positive Lenkung bei kritischen Übergängen zu neuen Tätigkeiten.
- Reduzierung sozialer Anforderungen.
- Einsatz technischer Hilfen (PC) zum Erwerb von Fertigkeiten.

Die Summe solcher einzelner Anpassungen der pädagogischen Umgebung und Anforderungen an die speziellen Bedürfnisse und Fähigkeiten von Jungen mit Fragilem-X-Syndrom macht Leben und Lernen in der Schule oft wesentlich leichter. Wenn z. B. ein Lese- oder Schreiblernprogramm an einem Einzeltisch mit einem gewissen Abstand zu den Mitschülern an einem PC bearbeitet werden kann, bei dem die attraktive Gestaltung der Übungen die Motivation aufrechterhält und das Kind nicht aufgefordert ist, im sozialen Dialog auf wechselnde Fragen und Aufgaben des Lehrers einzugehen, der Arbeitsauftrag so rhythmisiert ist, dass das Kind zwischendurch Botengänge erledigen, Material zusammenstellen oder sich für zehn Minuten zum Schaukeln in eine „Ruhezone" zurückziehen kann, und die Abfolge der einzelnen Arbeitsschritte nicht nur erklärt, sondern auch an einem „Bilder-Fahrplan" veranschaulicht wird – dann besteht eine weitaus größere Chance, dass die Lernaktivität „gelingt".

Wenn es zu problematischen, die Beziehungen zum Erwachsenen und zu den anderen Kindern belastenden Verhaltensweisen kommt, gilt es, die Zusammenhänge dieser Verhaltensweisen zu analysieren. Genau wie bei anderen Kindern mit Lernbeeinträchtigungen können problematische Verhaltensweisen die Funktion haben, die soziale Aufmerksamkeit des Gegenübers zu gewinnen oder an sich zu binden; sie können vom Kind als erfolgreiche Mittel gelernt werden, um etwas zu erreichen, was es gern mag oder möchte, bzw. etwas zu vermeiden, was ihm unangenehm oder anstrengend ist oder von dem es sich überfordert glaubt. Genau wie bei anderen Kindern hängt problematisches Verhalten außerdem auch davon ab, ob ein Kind eine anregungsreiche, auf seine Fähigkeiten und Bedürfnisse abgestimmte Umwelt vorfindet und Gelegenheiten zur Selbstbestimmung erhält – und ob es sich körperlich wohlfühlt, übermüdet ist oder Schmerzen hat.

Das Wissen um die besonderen Schwierigkeiten der Reizverarbeitung, der Bewältigung neuer und wechselnder Anforderungen, der Kontrolle über impulsive Reaktionen und der Handlungsplanung als spezifische Merkmale des Verhaltensphänotyps beim Fragilen-X-Syndrom lenkt die Aufmerksamkeit bei der Analyse von Zusammenhängen problematischer Verhaltensweisen auf eine mögliche Überforderung eines Kindes durch bestimmte Aspekte der sozialen Situationen. Eine Lösung besteht dann meist nicht in der Androhung und Durchführung negativer Konsequenzen für problematisches Verhalten oder in einem sozialen Ausschluss, sondern in einer Veränderung der Anforderungen in der jeweiligen Situation, so dass das Kind sie tolerieren und bewältigen kann. Patentrezepte kann es nicht geben – oft lohnt es sich aber, wenn Pädagogen, Eltern und ein fachlich geschulter Berater gemeinsam versuchen, die Bedingungen für wiederkehrende problematische Verhaltensweisen zu analysieren und Vorgehensweisen abzusprechen, die die soziale Partizipation des Kindes erleichtern können.

Dabei ist es wichtig, das Augenmerk nicht einseitig auf die problematischen Verhaltensweisen zu richten, sondern systematisch auch an dem Erwerb sozialer Kompetenzen im Umgang mit anderen Kindern zu arbeiten. Strukturierung, Ritualisierung und schrittweise Anleitung zu einzelnen Fertigkeiten sind für den Erwerb sozialer Kompetenzen genauso wichtig wie für alle anderen Förderbereiche. Dies widerspricht mitunter dem intuitiven Vorgehen vieler Pädagogen in Kindergarten und Schule, die ihren Beitrag zum sozialen Lernen der Kinder eher reaktiv verstehen und dann eingreifen und lenken, wenn es bereits zu sozialen Konflikten zwischen Kindern gekommen ist.

Während ein solches Konzept bei Kindern ohne Lernbeeinträchtigungen durchaus Erfolg versprechend ist, bedürfen zumindest Jungen mit Fragilem-X-Syndrom einer „aktiven" Anleitung, wie sie gemeinsame Spielsituationen mit anderen Kindern initiieren, sich an einem laufenden Spiel beteiligen, wechselseitig Rollen im Spiel oder den Zugang zu einzelnen Spielsachen „aushandeln", Konflikte lösen oder sich an einer Lernaktivität in einer Kleingruppe beteiligen können. Dazu gehören auch sozial-kognitive Fähigkeiten, wie das Erkennen von Gefühlen am Gesicht des Anderen, das Verstehen seiner Absichten und das Suchen nach verschiedenen Handlungsmöglichkeiten zur Problemlösung.

Wenn die Kinder noch jung sind, wird diese Anleitung eher im Sinne eines „Coachings" in der unmittelbaren sozialen Gruppensituation geschehen können, d. h., eine Erzieherin bleibt in der Nähe des Kindes, beobachtet seine Absichten und versucht, es aktiv anzuleiten, wie es diese realisieren kann. Gemeinsame Rollenspiele (z. B. in der Bau- oder Puppenecke, am Kaufladen) oder Tischspiele haben einen relativ gleichförmigen, gut überschaubaren Ablauf, so dass das Kind sehr konkret angeleitet werden kann, welche Handlungen im Spielablauf gemäß seiner „Rolle" von ihm erwartet werden, damit das gemeinsame Spiel gelingt. Mit der Zeit erwirbt es quasi ein „Drehbuch“ für wiederkehrende Situationen, auf das es zurückgreifen kann, um sich „sozial kompetent“ zu verhalten – d. h. so, dass es als Spielpartner beliebt und anerkannt ist. Je älter die Kinder sind und ihre Vorstellungsfähigkeiten zunehmen, desto eher können dann günstige soziale Strategien anhand von Rollenspielen, Bildergeschichten u. Ä. außerhalb der realen sozialen Situation „geübt“ werden. Bisher liegen zwar keine Forschungsergebnisse über die Wirksamkeit solcher Konzepte zur Förderung sozialer Kompetenzen bei Kindern mit Fragilem-X-Syndrom vor, entsprechende Erfahrungen mit Kindern mit Autistischem Syndrom sind jedoch durchaus viel versprechend und können als Orientierungshilfe dienen.

Fragiles-X-Syndrom und Autismus – hat das etwas miteinander zu tun?

Eine besondere (vor allem taktile) Reizempfindlichkeit, impulsive Reaktionen auf bestimmte Situationen mit stereotypem oder selbstverletzendem Verhalten (vor allem Handbeißen), soziale Scheu und Schwierigkeiten, mit Veränderungen fertigzuwerden – es ist verständlich, dass sich manche Fachleute an das kinder- und jugendpsychiatrische Störungsbild der „Autismus-Spektrum-Störung“ erinnert fühlen.

Zahlreiche Arbeitsgruppen sind der Frage nachgegangen, wie groß der Anteil von Kindern mit Fragilem-X-Syndrom ist, bei dem die Diagnosekriterien dieses Störungsbildes zutreffen. Der Anteil schwankt – in Abhängigkeit von der Untersuchungsstichprobe und der verwendeten Methoden zur Diagnosestellung – zwischen 25 % und 60 % (Kaufmann et al., 2017). In diesen Fällen ähneln die sozialen und sprachlichen Auffälligkeiten sowie die Neigung zu stereotypen Verhaltensmustern denen von Kindern mit einer „klassischen” Diagnose einer autistischen Störung, sind jedoch schwächer ausgeprägt. Die kognitive, kommunikative und soziale Entwicklung der Kinder, bei denen die Diagnosekriterien einer „Autismus-Spektrum-Störung” zutreffen, verläuft merklich langsamer als bei den

Jungen mit Fragilem-X-Syndrom, die keine autistischen Verhaltensmerkmale aufweisen.

Die Zusammenhänge des Auftretens von Verhaltensauffälligkeiten und der weitere Entwicklungsverlauf unterscheidet sich jedoch beim Fragilen-X-Syndrom von der „klassischen" autistischen Störung. Bei Jungen mit Fragilem-X-Syndrom liegt – anders als bei autistischen Kindern – ein ausgeprägtes Interesse an sozialen Beziehungen vor; eine besondere soziale Scheu lässt sie dem unmittelbaren Kontakt (zumindest zu fremden Personen) jedoch ausweichen, was sich in Vermeidung von Blickkontakt, Rückzug auf stereotype Verhaltensmuster oder impulsive Erregung bei Anforderungen widerspiegelt. Studien haben z.B. durch sehr genaue Videoanalysen zeigen können, dass Jungen mit Fragilem-X-Syndrom zwar dem Blickkontakt ausweichen, wenn sie unmittelbar angesprochen oder angeschaut werden, jedoch sofort zum Erwachsenen schauen, wenn sich dieser kurz abwendet. Ein solches Muster lässt sich bei Kindern mit Autistischem Syndrom nicht beobachten (z.B. Wolff et al., 2012). Mit der Zeit verändert sich die soziale Scheu von Jungen mit Fragilem-X-Syndrom, und sie werden im sozialen Kontakt weniger unsicher, während sich die schwere Störung der Beziehungsfähigkeit bei Heranwachsenden mit dem klassischen Bild des Autistischen Syndroms in der Regel leider nur wenig bessert.

Und was ist mit den Mädchen?

Die meisten der vorliegenden Entwicklungsstudien beziehen sich – wie gesagt – auf Jungen und Männer mit Fragilem-X-Syndrom. Wenn man Mädchen und Frauen untersucht, finden sich bei einer Teilgruppe die gleichen Verhaltens- und Entwicklungsmerkmale, sie sind jedoch meist weniger stark ausgeprägt (Abbeduto et al., 2021).

In standardisierten Intelligenztests liegt das Ergebnis bei den meisten Mädchen mit Fragilem-X-Syndrom im Bereich von 75–90 IQ-Punkten, bei etwa einem Drittel der betroffenen Mädchen und Frauen jedoch im Bereich einer intellektuellen Behinderung. Ihr Fähigkeitsprofil weist ähnliche Stärken und Schwächen auf wie das der Jungen. Sie haben besondere Schwierigkeiten bei Aufgaben, die sequenzielle

Verarbeitungsprozesse erfordern. In der Schule brauchen sie oft beim Rechnen und im Fach „Mathematik“ zusätzliche Förderung. Das gilt auch für Mädchen und Frauen mit durchschnittlichen Intelligenztestergebnissen (Murphy, 2009).

In Befragungen von Eltern und Lehrern von Mädchen im Schulalter mittels standardisierter Fragebögen werden soziale Unsicherheit, Zurückgezogenheit, reduzierter Blickkontakt und häufig depressive Grundstimmung weitaus häufiger genannt, als bei Mädchen mit Lernbeeinträchtigungen anderer Ursache. Aufmerksamkeitsstörungen und Hyperaktivität werden bei etwa der Hälfte beschrieben, sind also deutlich weniger häufig als bei den Jungen mit Fragilem-X-Syndrom (Abbeduto et al., 2021). Gerade bei der Verwendung von kinder- und jugendpsychiatrischen Diagnosekategorien wie „Depressivität“ oder „Aufmerksamkeits-Defizit-Hyperaktivitäts-Syndrom“ ist jedoch Vorsicht geboten, um nicht den Eindruck zu erwecken, dass die meisten Mädchen mit Fragilem-X-Syndrom behandlungsbedürftig wären.

Was kommt nach der Schule?

Entwicklungsperspektiven für die Zukunft sind wichtig – sowohl bei der Förderplanung, um abzuwägen, welche Förderziele für die künftige Lebensbewältigung wichtiger sind als andere, als auch für die subjektive Zuversicht der Eltern, ihrem Kind den Weg in ein Erwachsenenleben mit einem größtmöglichen Maß an Lebensqualität und individueller Selbstbestimmung ebnen zu können.

Natürlich ist eine Vorhersage der späteren Entwicklungschancen im Einzelfall ebenso wenig möglich, wenn das Kind noch klein ist, wie die Angabe eines für das Fragile-X-Syndrom typischen Entwicklungsweges im Erwachsenenalter. Sich die Stärken bewusst zu machen, auf die sich aufbauen lässt, kann aber ein guter Wegweiser sein. Eine große Lernbereitschaft und Beobachtungsfähigkeit bei praktischen Tätigkeiten, sprachbezogenes Wissen und Erfassen von Zusammenhängen, zielgerichtetes Arbeiten, wenn die Handlungsplanung nicht selbstständig entwickelt, sondern ein gut strukturierter Arbeitsablauf vorgegeben und durch visuelle Hilfen veranschaulicht wird, lassen sich für die Förderung weitgehender Selbstständigkeit im Alltag und die Anleitung zu Arbeitstätigkeiten nutzen.

Berufliche Vorbereitung, Arbeitsplatzbeschaffung und Vermittlung, die Ausbildung am Arbeitsplatz (job coaching) und die langfristige Stabilisierung des Arbeitsverhältnisses werden als ambulante Maßnahme der beruflichen Rehabilitation unter dem Begriff der „Unterstützten Beschäftigung“ zusammengefasst. Wenn ein Kind mit Fragilem-X-Syndrom in der Berufsschulstufe eines Förderzentrums unterrichtet wird, gehört es zu den Aufgaben der Lehrkräfte, in Zusammenarbeit mit den Integrationsfachdiensten des Arbeitsamtes eine berufliche Perspektive für die Zeit nach der Schule zu planen. Diese Berufswegeplanung muss die individuellen Interessen und Fähigkeiten des Schülers berücksichtigen und einen Unterstützerkreis für den Übergang von der Schule in den Beruf vorbereiten. Viele innovative Initiativen in diesem Bereich verfolgen das Ziel, für Menschen mit Lernbeeinträchtigungen – wie für Menschen mit körperlicher Beeinträchtigung – eine dauerhafte und bezahlte Arbeit in Betrieben des allgemeinen Arbeitsmarktes aufzubauen. Sie orientieren sich an den individuellen Fähigkeiten und dem Unterstützungsbedarf von Arbeitnehmern mit Behinderung sowie den konkreten Anforderungen von Arbeitsplätzen. Leider werden – insbesondere in Zeiten, in denen finanzielle Ressourcen für Integrationsmaßnahmen eher gekürzt als aufgestockt werden – die Konzepte der Arbeitsassistenz bei der Teilhabe am Arbeitsleben noch sehr unterschiedlich umgesetzt. Wichtig ist darauf hinzuweisen, dass auch im Bereich der Werkstätten für Menschen mit Behinderungen in den letzten Jahren vielfältige Veränderungen eingesetzt haben, mit dem Ziel, Menschen mit Lernbeeinträchtigungen ihren Fähigkeiten entsprechende Arbeitsmöglichkeiten anbieten zu können.

Sich frühzeitig über die verschiedenen Möglichkeiten zu informieren und zusammen mit anderen Eltern Projekte zu initiieren oder zu unterstützen, die auf die Bedürfnisse und Fähigkeiten der heranwachsenden Kinder abgestimmt sind, ist ein wichtiger Teil dessen, was Eltern als Vorbereitung für ein möglichst selbstbestimmtes und zufriedenstellendes Leben ihren Kindern mitgeben können. Das gilt für die Suche nach unterstützten Arbeits- ebenso wie für die Suche nach unterstützten Wohnformen im Erwachsenenalter.

Welche Unterstützung können Eltern finden?

Wenn die Diagnose gestellt ist, stellt die „Interessengemeinschaft Fragiles-X e. V." eine wichtige – in vielen Fällen die wichtigste – Quelle von Informationen und Unterstützung dar. Sie hält Informationsmaterialien in vielfältiger Form bereit und bietet Eltern die Möglichkeit, Kontakt zu anderen Eltern in der gleichen Region oder auf Bundesebene aufzunehmen. Eine regelmäßige Mitgliederzeitung (FraX-Info) bietet ein Forum für den Austausch von Informationen und Mitteilungen.

Wenn die Eltern fachliche Hilfen und Beratung zu Fragen der Entwicklung, Förderung und des Umgangs mit belastenden Verhaltensformen suchen und ihr Kind noch jung ist, steht den Eltern ihr Kinderarzt und ein bundesweites Netz von Frühförderstellen zur Verfügung. Frühförderstellen sind in der Regel interdisziplinär zusammengesetzt aus Psychologen, Sonder- und Heilpädagogen, Ergotherapeuten, Krankengymnasten, Logopäden und weiteren Berufsgruppen, die für die frühe Förderung von Kindern mit Lernbeeinträchtigung hilfreich sein können. Der Kinderarzt vermittelt den Kontakt zur regionalen Frühförderstelle. Wenn Eltern selbst eine Stelle in einer Region (z. B. nach Umzügen) suchen, können sie ein vollständiges Verzeichnis vom Bundesministerium für Arbeit und Sozialordnung anfordern oder sich im Internet über die regionalen Angebote informieren.

Kinder mit Fragilem-X-Syndrom sind „besondere" Kinder; ihre Zahl ist – relativ – niedrig. Das bedeutet, dass nicht jeder Kinderarzt und jeder Mitarbeiter in einer Frühförderstelle eigene Erfahrungen mit Kindern mit dieser Form der Lernbeeinträchtigung haben kann und sich deshalb bei konkreten Entwicklungs- und verhaltensbezogenen Fragen u. U. unsicher fühlt. Weiterführende Antworten auf syndromspezifische Fragen und Fragen zu längerfristigen Entwicklungs- und Förderperspektiven können Eltern auch finden, indem sie Kontakt zu einem größeren Sozialpädiatrischen Zentrum aufnehmen. Auch hier besteht ein bundesweites Netz; teils handelt es sich um Einrichtungen, die an Kinderkliniken angegliedert sind, teils um selbstständige Institutionen. Dort können die Eltern erwarten, dass spezifische Kenntnisse über Entwicklungs- und Verhaltensmerkmale von Kindern mit Fragilem-X-Syndrom vorhanden sind und sie Antworten erhalten, die ihnen weiterhelfen.

Diese Zentren können nicht nur für die Eltern jüngerer Kinder, sondern auch für die Eltern eine Hilfe sein, deren Kinder bereits eine Schule besuchen. Viele von ihnen vermissen eine umfassende Beratung, die – wie sie sie in der Frühförderung oft erfahren haben – die Bedürfnisse der Familie als Ganzes wahrnimmt und ihnen hilft, mit den Alltagsbelastungen fertigzuwerden. Beratung und Informationen zu ambulanten Hilfen der beruflichen Rehabilitation, die beim Übergang ins Erwachsenenalter wichtig werden können, bietet die „Bundesarbeitsgemeinschaft für Unterstützte Beschäftigung“ (BAG-UB).

Einem Teil der Sozialpädiatrischen Zentren sind auch stationäre Abteilungen angegliedert, in denen Eltern und Kind gemeinsam für eine etwas längere Zeit zu ausführlichen diagnostischen Untersuchungen und Anleitungen zur Förderung bzw. zur Anpassung ihrer Interaktionsformen an die besonderen Bedürfnisse von Kindern mit Fragilem-X-Syndrom und zum Umgang mit belastenden Verhaltensformen aufgenommen werden können. Leider sind die Plätze für eine solche stationäre therapeutische Hilfe für Kinder und Jugendliche mit Lernbeeinträchtigungen und schweren Verhaltensstörungen rar, so dass mit längeren Wartezeiten bis zur Aufnahme gerechnet werden muss.

Dieser Hinweis soll nicht missverstanden werden – Kinder mit Fragilem-X-Syndrom sind in erster Linie Kinder mit Lernbeeinträchtigungen mit speziellen Bedürfnissen in Erziehung und Förderung. Je besser es gelingt, sich auf diese Bedürfnisse einzustellen, desto befriedigender gelingt ihre soziale Teilhabe. Die weit überwiegende Mehrheit der Kinder bedarf keiner ambulanten oder stationären Psychotherapie, ebenso wenig bedürfen ihre Eltern einer kontinuierlichen psychotherapeutischen Begleitung. Sie brauchen Antworten auf spezifische entwicklungs- und verhaltensbezogene Fragen – und ein soziales Netz, auf das sie zurückgreifen können, um ihre familiären Bewältigungskräfte für die besonderen erzieherischen Herausforderungen immer wieder neu zu mobilisieren.

Dieses familiäre Netz zur Entlastung ist von Familie zu Familie unterschiedlich eng geknüpft. Zur Beratung gehört es auf jeden Fall, die Eltern über Familien-unterstützende Dienste und die Möglichkeiten einer Betreuungsübernahme zur kurzfristigen Entlastung (Kurzzeit-Pflegeeinrichtung) zu informieren. Über die rechtlichen Ansprüche auf so genannte „Offene Hilfen“ und finanzielle Hilfen für Menschen mit Behinderungen und ihre Angehörigen informieren z.B. die Bundeszentrale der Lebenshilfe sowie die örtlichen sozialpädagogischen Beratungsstellen, die an Frühförderstellen oder andere Einrichtungen der Lebenshilfe, an das Jugend- oder Sozialamt angegliedert sind. Insbesondere die Familien-unterstützenden Dienste mit der Möglichkeit, eine Assistenz zur Entlastung von der Betreuung des Kindes für einige Stunden in der Woche zu finden, haben sich in manchen Familien mit Kindern mit Fragilem-X-Syndrom als wirksame Hilfe erwiesen, um einer frühzeitigen Erschöpfung der familiären Bewältigungskräfte entgegenzuwirken.

Ein Wort zum Schluss

Kinder mit spezifischen genetischen Besonderheiten – wie dem Fragilen-X-Syndrom – sind nicht „defekt“. Sie müssen nicht erst „normalisiert“ werden, um sich die soziale Integration in unsere Gesellschaft zu verdienen. Es gilt, uns auf ihre Besonderheiten einzustellen und sie als Partner in einer lebendigen Beziehung miteinander anzunehmen. So belastend die Mitteilung der Diagnose anfangs sein mag – auf dem gemeinsamen Weg mit einem Kind mit Fragilem-X-Syndrom gibt es doch eine Fülle von Erfahrungen, unerwarteten Fähigkeiten und Lebensfreude zu entdecken!

Anhang

Wo finden Fachleute Informationen zum Fragilen-X-Syndrom?

Aktas, M. (2012). Entwicklungsorientierte Sprachdiagnostik und -förderung bei Kindern mit geistiger Behinderung. Theorie und Praxis. Urban & Fischer/Elsevier, München.

Bergmann, F. (2019). Verhaltenstherapie bei jungen Menschen mit kognitiven Einschränkungen. Beltz/PVU Psychologie Verlags Union, Weinheim.

Häßler, F., Gaese, F., Colla, M., Huss, M., Kretschmer, C., Brinkman, M., Peters, H., Elstner, S., Weirich, S. & Pittriow, D. (2017). Pilotstudie zu psychiatrischen und sozialen Aspekten bei Kindern und Jugendlichen mit Fragilem-X-Syndrom (FRX). Zeitschrift für Kinder- und Jugendpsychiatrie und Psychotherapie, 45, 141–147.

Hogenboom, M. (2014). Menschen mit geistiger Behinderung besser verstehen: Angeborene Syndrome verständlich erklärt. 4. Auflage. Reinhardt, München.

Linzer, R. (2007). Kinder mit Fragilem-X-Syndrom. Entwicklung und pädagogische Förderung. Haupt, Bern.

Neuhäuser, G. (2007). Syndrome bei Menschen mit geistiger Behinderung: Ursachen, Erscheinungsformen und Folgen. 2., überarbeitete und erweiterte Auflage. Lebenshilfe-Verlag, Marburg.

Neuhäuser, G., Steinhausen, H.-C., Häßler, F. & Sarimski, K. (2013). Geistige Behinderung. Grundlagen, Erscheinungsformen und klinische Probleme, Behandlung, Rehabilitation und rechtliche Aspekte. 4., vollständig überarbeitete und erweiterte Auflage. Kohlhammer, Stuttgart.

Sarimski, K. (2014). Entwicklungspsychologie genetischer Syndrome. 4., überarbeitete und erweiterte Auflage. Hogrefe, Göttingen.

Sarimski, K. (2022). Handbuch interdisziplinäre Frühförderung. 2. Auflage. Reinhardt, München.

Sarimski, K. & Steinbach, P. (2009). Fragiles-X-Syndrom. Der Kinder- und Jugendarzt, 98–105.

Schreck, J., Backes, M., von Gontard, A. & Lehmkuhl, G. (1998). Das Fragile-X-Syndrom. Kindheit und Entwicklung, 7, 79–85.

Welche Fachliteratur ist im Text erwähnt?

Abbeduto, L., Thurman, A., del Hoyo Soriano, L. & Klusek, J. (2021). Fragile X syndrome and associated disorders. In L. Glidden, Abbeduto, L., McIntyre, L. & Tassé, M.J. (Hrsg.). APA handbook of intellectual and developmental disabilities. American Psychological Association, New York, 151–185.

Bailey, D.B., Jr., Skinner, D., & Sparkman, K.L. (2003). Discovering fragile syndrome: Family experiences and perceptions. Pediatrics, 111(2), 407–416.

Bailey, D., Raspa, M. & Olmsted, M. (2010). Using a parent survey to advance knowledge about the nature and consequences of fragile X syndrome. American Journal on Intellectual and Developmental Disabilities, 115, 447–460.

Braden, M. (1999). Handle with care – understanding fragile X syndrome. Aventa Publishing Co., Chapel Hill.

Cordeiro, L., Ballinger, E., Hagerman, R., & Hessl, D. (2011). Clinical assessment of DSM-IV anxiety disorders in fragile X syndrome: Prevalence and characterization. Journal of Neurodevelopmental Disorders, 3, 57–67.

Hardiman, R.L., & McGill, P. (2018). How common are challenging behaviours amongst individuals with fragile X syndrome. Research in Developmental Disabilities, 76, 99–109.

Hunter, J., Rivero-Arias, O., Angelov, A., Kim, E., Fotheringham, I. & Leal, J. (2014). Epidemiology of fragile X syndrome: A systematic review and meta-analysis. American Journal of Medical Genetics, Part A, 164, 1648–1658.

Kaufmann, W.E., Kidd, S.A., Andrews, H.F., Budimirovic, D.B., Esler, A., Haas-Givler, B., Stackhouse, T., Riley, C., Peacock, G., Sherman, S.L., Brown, W.T. & Berry-Kravis, E. (2017). Autism spectrum disorder in fragile X syndrome: Cooccurring conditions and current treatment. Pediatrics, 139, 194–206.

Langthorne, P., McGill, P., O'Reilly, M., Lang, R., Machalicek, W., Chan, J.M. & Rispoli, M. (2011). Examining the function of problem behavior in fragile X syndrome: Preliminary experimental analysis. American Journal on Intellectual and Developmental Disabilities, 116, 65–80.

Leßmann, J. & Sarimski, K. (2013). Diagnosemitteilung beim Fragilen-X-Syndrom – retrospektive Befragung von Eltern. Praxis der Kinderpsychologie und Kinderpsychiatrie, 62, 420–434.

Martin, G.E., Roberts, J.E., Helm-Estabrooks, N., Sideris, J., Vanderbilt, V. & Moskowitz, L. (2012). Perseveration in the connected speech of boys with fragile X syndrome with and without autism spectrum disorder. American Journal on Intellectual and Developmental Disabilities, 117, 384–399.

Murphy, M. (2009). A review of mathematical learning disabilities in children with fragile X syndrome. Developmental Disabilities Research Reviews, 15, 21–27.

Sarimski, K. (2003). Adaptive Fähigkeiten und Verhaltensmerkmale von Jungen mit Fragilem-X-Syndrom im Schulalter. Heilpädagogische Forschung, 29, 9–18.

Sarimski, K. (2012). Selbstregulationsprobleme bei Jungen mit Fragilem-X-Syndrom. In B. Gebhard et al. (Hrsg.) Interdisziplinäre Frühförderung. Kohlhammer, Stuttgart, 70–78.

Schmitt, L., Shaffer, R., Hessl, D. & Erickson, C. (2019). Executive function in fragile X syndrome: A systematic review. Brain Sciences, 9, 15.

Symons, F.J., Byiers, B.J., Raspa, M., Bishop, E., & Bailey, D.B. (2010) Self-injurious behaviour and fragile S syndrome: Findings from the national fragile X survey. American Journal on Intellectual and Developmental Disabilities, 115, 473–481.

Thurman, A.J., McDuffie, A., Hagerman, R., & Abbeduto, L. (2014). Psychiatric symptoms in boys with fragile X syndrome: A comparison with nonsyndromic autism spectrum disorder. Research in Developmental Disabilities, 35(5), 1072–1086.

Wolff, J.J., Bodfish, J.W., Hazlett, H.C., Lightbody, A.A., Reiss, A.L. & Piven, J. (2012). Evidence of a distinct behavioral phenotype in young boys with fragile X syndrome and autism. Journal of the American Academy of Child & Adolescent Psychiatry, 51, 1324–1332.

Welche Literatur kann für Eltern hilfreich sein?

Zur Situation in der Familie

Achilles, I. (2016). Was macht Ihr Sohn denn da? Geistige Behinderung und Sexualität. 6. Auflage. Reinhardt, München.

Achilles, I. (2018) … und um mich kümmert sich keiner! Die Situation der Geschwister behinderter und chronisch kranker Kinder. 6. Auflage. Reinhardt, München.

Miller, N. (1997). Mein Kind ist fast ganz normal. Leben mit einem behinderten oder verhaltensauffälligen Kind. Trias, Stuttgart.

Zu den Förder- und Unterstützungsbedürfnissen

Anderlik, L. (2011). Ein Weg für alle. Leben mit Montessori. Montessori-Therapie und Heilpädagogik in der Praxis. Verlag Modernes Lernen, Dortmund.

Ayres, J. (1998). Bausteine der kindlichen Entwicklung. Springer, Berlin.

Defersdorf, R. (2017). Drück mich mal ganz fest. Geschichte und Therapie eines wahrnehmungsgestörten Kindes. Herder, Freiburg.

Interessengemeinschaft Fragiles-X e. V. (2007): Fragiles – X Syndrom. Ein Handbuch für Familien, Arzte und Therapeuten. https://www.frax.de/wp-content/uploads/2014/08/hbdsmall.pdf

Sarimski, K. & Steinhausen, H.-C. (2008). Ratgeber Psychische Störungen bei geistiger Behinderung: Informationen für Eltern, Lehrer und Erzieher (Ratgeber Kinder- und Jugendpsychotherapie). Hogrefe, Göttingen.

Theunissen, G. (2020). Positive Verhaltensunterstützung. 6. Auflage. Bundesvereinigung Lebenshilfe, Marburg.

Wagner, L. (2020). Der Junge, der zu viel fühlte: wie ein weltbekannter Hirnforscher und sein Sohn unser Bild von Autisten für immer verändern. Bastei Lübbe, Köln.

Wilken, E. (1999). Frühförderung bei Kindern mit Behinderung: Eine Einführung in Theorie und Praxis. Kohlhammer, Stuttgart.

Zu rechtlichen Fragen

Bundesverband für körper- und mehrfachbehinderte Menschen e. V. (BVKM): Rechtliche Betreuung von Menschen mit Behinderung durch Eltern und Geschwister. www.bvkm.de

Bundesvereinigung Lebenshilfe (2021). Recht auf Teilhabe. Ein Wegweiser zu allen wichtigen sozialen Leistungen für Menschen mit Behinderung. 6. Auflage. Bundesvereinigung Lebenshilfe, Marburg, www.lebenshilfe.de

Ditschler, K. (2022). Das neue Betreuungsrecht 2023 – Ratgeber für ehrenamtliche Betreuer. Ditschler-Verlag, www.ditschler.de

Lang, P. (2021). Mein Weg zum Behindertentestament. In: FraX Info, Ausgabe 40, Bezug über die Interessengemeinschaft Fragiles-X e. V., www.frax.de

Roglmeier, J. & Demirci, M. (2022). Das Behindertentestament. Broschüre. Bezug über den Literatur-Shop der Bundesvereinigung Lebenshilfe e. V., https://www.lebenshilfe.de/shop/artikel/das-behindertentestament

Wendt, S. & Dietrich, P. (2007). Richtig begutachten – gerecht beurteilen: Die Begutachtung geistig behinderter Menschen zum Erlangen von Pflegeleistungen. Bundesvereinigung Lebenshilfe, Marburg, www.lebenshilfe.de

Nützliche Adressen

Interessengemeinschaft Fragiles-X e.V.

Die „Interessengemeinschaft Fragiles-X e.V." ist eine Selbsthilfegruppe, die Betroffenen bundesweit Rat und Hilfe anbietet. Unterstützt wird die Arbeit durch einen wissenschaftlichen Beirat. Ansprechpartner für einen ersten Kontakt sind die Regionalvertreter, deren Adressen über die Vereinsadresse zu erfragen sind. Dies gilt auch für die Regionalvertreter in der Schweiz und in Österreich. Über den Verein kann Literatur zum Thema Fragiles-X-Syndrom erworben werden ,z.B. eine Erstinformation (auch in türkischer, russischer und arabischer Sprache) sowie eine Informationsbroschüre, die sich an Lehrer wendet. Dort finden sich auch Links zu Filmen, die das Fragile-X-Syndrom und die Auswirkungen auf das Familienleben vorstellen. Weitere Informationen können im Internet auf der Homepage des Vereins eingesehen werden.

Interessengemeinschaft Fragiles-X e.V.,
Postfach 101103
18002 Rostock
Telefon: 0381/296442375
E-Mail: geschaeftsstelle@frax.de
Homepage: www.frax.de

Bundesvereinigung Lebenshilfe

Die „Bundesvereinigung Lebenshilfe für Menschen mit geistiger Behinderung e. V." ist eine Selbsthilfegruppe, die sich um das Wohl geistig behinderter Menschen und ihrer Familien kümmert. Im Verlag der Lebenshilfe können Broschüren und Bücher rund um das Thema „Behinderung" bestellt werden. Darüber hinaus stehen verschiedenste Dienste zur Betreuung und Förderung geistig behinderter Menschen zur Verfügung.

Bundesvereinigung Lebenshilfe für Menschen
mit geistiger Behinderung e. V.
Raiffeisenstraße 18
35043 Marburg
Telefon: 06421/4910
E-Mail: bundesvereinigung@lebenshilfe.de
Homepage: www.lebenshilfe.de